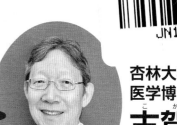

JN103492

杏林大学名誉教授
医学博士
古賀良彦
（こがよしひこ）

たくさん並ぶ漢字の「緑」の中に
1字だけ異なる漢字が隠れています。
その異なる漢字1字を
7秒以内に探してください。

緑緑緑緑緑
緑緑緑緑緑
緑緑緑緑緑
緑緑縁緑緑
緑緑緑緑緑
緑緑緑緑緑

💡 問題の難易度は4段階でレベルアップ！

レベル❶ (5ページ～)

字宇宇宇
宇宇宇宇
宇宇宇宇
宇宇宇宇

レベル❷ (25ページ～)

氷氷氷氷氷
氷氷氷氷氷
氷永氷氷氷
氷氷氷氷氷
氷氷氷氷氷

レベル❸ (41ページ～)

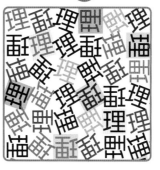

レベル❹ (57ページ～)

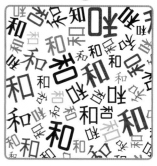

※問題を抜粋したイメージです。

　さあ、いかがでしたでしょうか。たくさん並ぶ漢字の緑の中に隠れている異なる漢字1字は見つかりましたか？

　異なる漢字の答えは縁です。縁は緑とつくりが大変よく似ているのでパッと見ても違いがすぐにはわかりません。このように、たくさん並ぶ同じ漢字の中に紛れて隠れている似た漢字を探す脳トレが、今話題の「漢字間違い探し」です。

　漢字間違い探しは視覚情報を頼りに間違いを見つける点では、2つの絵を見比べて間違いを何点も探す普通の間違い探しと同じです。しかし、漢字間違い探しの場合は、探す漢字は1字のみ。その代わり、見つけ

る作業をより早く行います。そのため、集中力と注意力がかなり必要で、やれば脳が一気に磨かれ活性化が期待できるのです。

　異なる漢字1字をより早くひたすら探すこの漢字間違い探し、やり方は大変シンプルなのに答えを見つけるのが意外と難しいので夢中で取り組めます。また、本書では解くほどに問題の難易度がレベル1からレベル4まで4段階でレベルアップしていきます。楽しく解いてぜひ脳磨きにご活用ください。

1

漢字間違い探しは衰えやすい集中力・注意力を楽しみながら重点強化して うっかり・ど忘れが退く最新の脳トレ

うっかりが増えたら 前頭葉の衰えが心配

　私たちは年を重ねるごとに注意力が衰えて、**日常生活で「ついうっかり」が多くなってきます。**例えば、台所で煮物を料理している最中に電話がかかってきて、コンロの火を止めるべきなのについうっかり消さずに話していたら、鍋から煮汁が吹きこぼれてあわてたり、自転車に乗っていて歩行者が道を横断しようとしているのをうっかり気づかずにぶつかりそうになったり。**注意力の欠如からヒヤリとする場面が徐々に増えてきます。**

　この注意力、脳では主に前頭葉が担っています。**前頭葉は意欲・思考・集中・注意・判断などいわば脳の司令塔というべき領域。**睡眠不足などにより脳が疲労していたり、脳の老化が進んだり脳梗塞など脳の機能障害が起こったりすると、注意力が衰えやすくなってしまいます。注意力を保つには集中力を持続させることが必要なので、**1つのことを集中して続けるのが苦手な人は衰えが心配です。**特にふだんから1日じゅうボーッとテレビを見て過ごすような生活を送っている人は、何かに集中して頭を働かせることがほとんどなくなってしまいます。新聞や本を集中して読めなかったり、物事を集中して考える機会も減ったりして、前頭葉がどんどん衰えてしまう恐れがあるのです。

やり方は簡単でめんどうな 脳トレが苦手な人でもOK

　このように衰えが心配な**注意力・集中力**を鍛

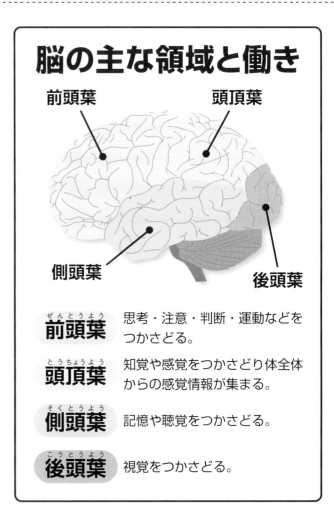

脳の主な領域と働き

前頭葉　　頭頂葉

側頭葉　　後頭葉

前頭葉（ぜんとうよう）　思考・注意・判断・運動などをつかさどる。

頭頂葉（とうちょうよう）　知覚や感覚をつかさどり体全体からの感覚情報が集まる。

側頭葉（そくとうよう）　記憶や聴覚をつかさどる。

後頭葉（こうとうよう）　視覚をつかさどる。

えるために絶好の最新脳トレが漢字間違い探しです。漢字間違い探しは、**ズラリと並んだ漢字の中から、1つだけ異なる漢字をできるだけ早く探す**脳トレパズル。異なる漢字は、並んでいる漢字とつくりがよく似ているのでパッと見ではわかりません。集中力と注意力をかなり働かせないとすぐには見つからないのです。そして、この漢字間違い探しは、**異なる漢字1字を探すだけ、と、やり方がすごく簡単なのに楽しく夢中で取り組めるので、**考えるのがめんどうな脳トレはやりたくないという人にもおすすめです。

　多くの情報の中から今必要な情報だけを選ぶ

漢字間違い探しの脳活効果

❶ 認知力向上
各問題を視覚情報として後頭葉でしっかりと認知し全体像を把握する。問題を解くほどに認知力が鍛えられていく。

❷ 記憶力向上
視覚情報および頭頂葉で分析された配置関係を側頭葉で記憶。

❸ 集中力向上
たくさんの同じ漢字から異なる漢字1字をできるだけ早く探すために、解きはじめた瞬間から集中力を最大限活用する。

宇宇宇宇
字宇宇宇
宇宇宇宇
宇宇宇宇

❹ 注意力向上
問題の漢字のつくりの違いを視覚情報を用いて1字ずつ、さらに全体像を俯瞰しながら注意力を活用して比較し答えを探していく。

❺ 識別力向上
漢字の違いを見極めるために識別力を研ぎ澄まして解いていく。

❻ 判断力向上
問題を何問も解くにつれて視覚情報としての全体像の把握から個別の漢字の違いの発見まで、スピードアップして判断できるようになっていく。

作業は実は高度な脳の働きです。漢字間違い探しを行えば、脳が瞬時に覚醒し集中力が自然と身につき注意力の鍛錬にとても役立つというわけです。

快感物質が増えて脳全体が活性化

漢字間違い探しの脳活効果はほかにもあります。漢字間違い探しを解いている過程では、①問題全体を視覚情報として脳の後頭葉で認知し、②漢字の配置関係を頭頂葉で分析します。③視覚情報と配置関係を側頭葉で記憶しながら、④前頭葉で集中力と注意力を働かせて、異なる漢字を識別力・判断力を使って解いていきます。⑤そして、答えが見つかった瞬間は、ひらめきを得て脳がパッと開けたような快感を覚えます。この快感を得た瞬間は脳のドーパミンという神経伝達物質の分泌が増えて脳全体が一挙に活性化するといわれています。

このように、漢字間違い探しは、脳の多くの領域を総合的に働かせて、認知力・記憶力・集中力・注意力・識別力・判断力を鍛えながら解いていくのです。しかも本書の漢字間違い探しは、前半の基本問題では7秒以内に解くのを目標にしており、この一連の脳の働きが実に数秒の間に行われるようになります。

楽しく夢中で解くうちに注意力や集中力を強化

また、本書では問題の難易度がレベル1〜4まで4段階に分かれています。問題を解くのに慣れても脳への負荷が少しずつ増して鍛錬の効果が落ちないように、飽きずにずっと面白いと実感しながら問題に取り組めるように工夫されています。さまざまな認知脳力が、楽しみながら夢中で解いているうちに勝手に強化されていくのです。

注意力や集中力・判断力・記憶力の衰えは重大な事故にもつながりかねません。本書の実践で脳を鍛えれば、うっかりや物忘れ・ぼんやりから解放され、脳を若々しく保つのに大いに役立つでしょう。

漢字間違い探しのやり方

❶ 異なる漢字1字を できるだけ早く探す

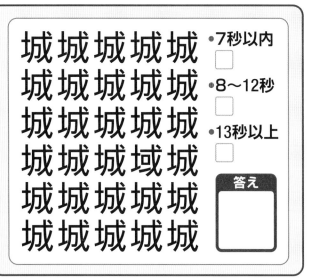

同じ漢字が並ぶ中に1字だけ異なる漢字があります。それをできるだけ早く探してください。基本の目標時間は7秒以内です。漢字が見つかったら答えの欄に書き入れます。

❷ 探すのにかかった時間を 3段階でチェック

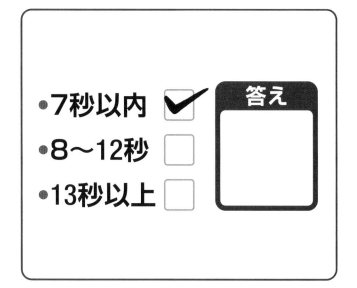

答えを探すときに時計やストップウォッチを用意して探すまでの時間を計り、かかった時間（秒数）を指定の3段階でチェックします。頭の中で秒数を数えながら解いてもかまいません。

❸ 1問解くごとに 脳力判定をチェック

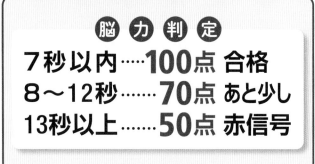

1問解くごとにかかった時間（秒数）をチェックし、脳力判定の点数と評価を確認しましょう。評価はあくまで目安。点数が高くなくてもがっかりせずにどんどん問題を解きましょう。

❹ レベル①から④まで 順に解いていく

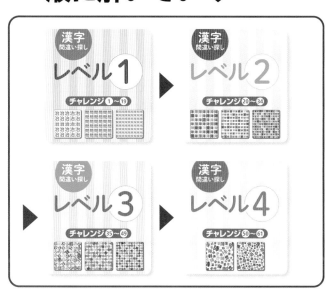

問題はやさしめのレベル1からレベル2、3、4へと進むごとに難しくなっていきます。チャレンジの番号順に解きましょう。問題は一度に何問解いてもかまいませんが、脳が疲れすぎない程度にとどめてください。一度解いた問題をあとで反復して解くのもおすすめです。

漢字
間違い探し

レベル1

チャレンジ ①〜⑲

| 治治治治治 |
| 治治治治治 |
| 治治治治治 |
| 治治治治治 |
| 治治治治治 |

| 問問問問問問 |
| 問問問問問問 |
| 問問問問問問 |
| 問問問問問問 |
| 問問問問問問 |
| 問問問問問問 |

| 税税税税税税税税税 |
| 税税税税税税税税税 |
| 税税税税税税税税税 |
| 税税税税税税税税税 |
| 税税税税税税税税税 |
| 税税税税税税税税税 |
| 税税税税税税税税税 |

レベル1では①漢字が30字並ぶ中から異なる漢字1字を探す問題、②漢字64字の中から異なる漢字1字を探す問題、③漢字187字の中から異なる漢字1字を探す問題の3タイプの問題にチャレンジしてください。視覚を惑わせる特別な仕掛けがない基本問題ばかりなので、落ち着いて集中しながら7秒以内にできるだけ早く答えを見つけるように頑張りましょう。

スタート‼➡

チャレンジ ➊

各問、1字だけ異なる漢字を見つけて答えに書き入れてください。時計やストップウォッチを用意しておき、答えの漢字が見つかるまでに何秒かかったかを3段階でチェックしてあなたの脳力判定を確かめましょう。

➊

治治治治治
治治治治治
治治治治治
治治治治治
治治治治治
治治治治治

- 7秒以内 ☐
- 8～12秒 ☐
- 13秒以上 ☐

答え

➋

宇宇宇宇宇
字宇宇宇宇
宇宇宇宇宇
宇宇宇宇宇
宇宇宇宇宇
宇宇宇宇宇

- 7秒以内 ☐
- 8～12秒 ☐
- 13秒以上 ☐

答え

➌

網網網網鋼
網網網網網
網網網網網
網網網網網
網網網網網
網網網網網

- 7秒以内 ☐
- 8～12秒 ☐
- 13秒以上 ☐

答え

➍

鳥鳥鳥鳥鳥
鳥鳥鳥鳥鳥
鳥鳥鳥鳥鳥
鳥鳥鳥鳥鳥
鳥島鳥鳥鳥
鳥鳥鳥鳥鳥

- 7秒以内 ☐
- 8～12秒 ☐
- 13秒以上 ☐

答え

➎

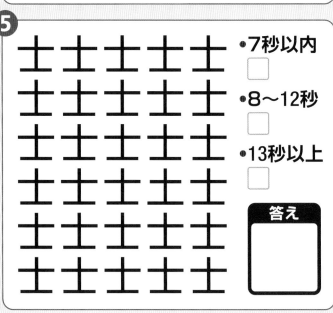

- 7秒以内 ☐
- 8～12秒 ☐
- 13秒以上 ☐

答え

➏

人人人人人
人入人人人
人人人人人
人人人人人
人人人人人
人人人人人

- 7秒以内 ☐
- 8～12秒 ☐
- 13秒以上 ☐

答え

【解答】➊治 ➋字 ➌鋼 ➍島 ➎士 ➏入

チャレンジ ②

各問、1字だけ異なる漢字を見つけて答えに書き入れてください。時計やストップウォッチを用意しておき、答えの漢字が見つかるまでに何秒かかったかを3段階でチェックしてあなたの脳力判定を確かめましょう。

脳 力 判 定

7秒以内……**100点**	合格
8～12秒……**70点**	あと少し
13秒以上……**50点**	赤信号

---

❶

カ カ カ カ カ
カ カ カ カ カ
刀 カ カ カ カ
カ カ カ カ カ
カ カ カ カ カ
カ カ カ カ カ

- 7秒以内 ☐
- 8～12秒 ☐
- 13秒以上 ☐

答え ☐

---

❷

科 科 科 科 科
科 科 科 科 科
科 科 科 科 科
科 科 科 科 科
科 科 科 料 科
科 科 科 科 科

- 7秒以内 ☐
- 8～12秒 ☐
- 13秒以上 ☐

答え ☐

---

❸

王 王 王 王 王
王 王 王 王 主
王 王 王 王 王
王 王 王 王 王
王 王 王 王 王
王 王 王 王 王

- 7秒以内 ☐
- 8～12秒 ☐
- 13秒以上 ☐

答え ☐

---

❹

糸 糸 糸 糸 糸
糸 糸 糸 糸 糸
糸 糸 糸 糸 糸
糸 糸 糸 糸 糸
糸 糸 糸 糸 糸
糸 系 糸 糸 糸

- 7秒以内 ☐
- 8～12秒 ☐
- 13秒以上 ☐

答え ☐

---

❺

又 又 又 又 又
又 又 又 又 又
又 又 又 又 又
又 又 又 又 叉
又 又 又 又 又
又 又 又 又 又

- 7秒以内 ☐
- 8～12秒 ☐
- 13秒以上 ☐

答え ☐

---

❻

技 技 技 技 技
技 技 技 技 技
技 技 技 技 技
技 技 技 技 技
技 枝 技 技 技
技 技 技 技 技

- 7秒以内 ☐
- 8～12秒 ☐
- 13秒以上 ☐

答え ☐

解答 ❶刀 ❷料 ❸主 ❹系 ❺叉 ❻枝

チャレンジ ③

各問、1字だけ異なる漢字を見つけて答えに書き入れてください。時計やストップウォッチを用意しておき、答えの漢字が見つかるまでに何秒かかったかを3段階でチェックしてあなたの脳力判定を確かめましょう。

①

幼幼幼幼幼
幼幼幼幼幼
幼幼幼幼幼
幼幼幼幼幻
幼幼幼幼幼
幼幼幼幼幼

- 7秒以内 □
- 8〜12秒 □
- 13秒以上 □

答え

②

任任任任任
任任任任任
任仕任任任
任任任任任
任任任任任
任任任任任

- 7秒以内 □
- 8〜12秒 □
- 13秒以上 □

答え

③

牛牛牛牛牛
牛牛牛午牛
牛牛牛牛牛
牛牛牛牛牛
牛牛牛牛牛
牛牛牛牛牛

- 7秒以内 □
- 8〜12秒 □
- 13秒以上 □

答え

④

右右右右右
右右右右右
右右右右右
右右右右右
右右右右右
石右右右右

- 7秒以内 □
- 8〜12秒 □
- 13秒以上 □

答え

⑤

助肋助助助
助助助助助
助助助助助
助助助助助
助助助助助
助助助助助

- 7秒以内 □
- 8〜12秒 □
- 13秒以上 □

答え

⑥

千千千千千
千千千千千
千千千千千
千千千干千
千千千千千
千千千千千

- 7秒以内 □
- 8〜12秒 □
- 13秒以上 □

答え

チャレンジ④

各問、1字だけ異なる漢字を見つけて答えに書き入れてください。時計やストップウォッチを用意しておき、答えの漢字が見つかるまでに何秒かかったかを3段階でチェックしてあなたの脳力判定を確かめましょう。

❶

旬旬旬旬旬
旬旬旬旬旬
旬旬勺旬旬
旬旬旬旬旬
旬旬旬旬旬
旬旬旬旬旬

•7秒以内 ☐
•8〜12秒 ☐
•13秒以上 ☐

答え

❷

追追追追追
追追追追追
追追追追追
迫追追追追
追追追追追
追追追追追

•7秒以内 ☐
•8〜12秒 ☐
•13秒以上 ☐

答え

❸

味味味味味
味味味味昧
味味味味味
味味味味味
味味味味味
味味味味味

•7秒以内 ☐
•8〜12秒 ☐
•13秒以上 ☐

答え

❹

輸輸輸輸輸
輸輸輸輸輸
輸輸輸輸輸
輸輸輸輸輸
輸輪輸輸輸
輸輸輸輸輸

•7秒以内 ☐
•8〜12秒 ☐
•13秒以上 ☐

答え

❺

大大大犬大
大大大大大
大大大大大
大大大大大
大大大大大
大大大大大

•7秒以内 ☐
•8〜12秒 ☐
•13秒以上 ☐

答え

❻

微微微微微
微微微微微
微微微微微
微微微微徴
微微微微微
微微微微微

•7秒以内 ☐
•8〜12秒 ☐
•13秒以上 ☐

答え

チャレンジ5

各問、1字だけ異なる漢字を見つけて答えに書き入れてください。時計やストップウォッチを用意しておき、答えの漢字が見つかるまでに何秒かかったかを3段階でチェックしてあなたの脳力判定を確かめましょう。

❶
墳墳噴墳墳
墳墳墳墳墳
墳墳墳墳墳
墳墳墳墳墳
墳墳墳墳墳
墳墳墳墳墳

•7秒以内 ☐
•8〜12秒 ☐
•13秒以上 ☐
答え

❹
侍侍侍侍侍
侍侍侍侍侍
侍侍侍侍侍
侍侍侍待侍
侍侍侍侍侍
侍侍侍侍侍

•7秒以内 ☐
•8〜12秒 ☐
•13秒以上 ☐
答え

❷
城城城城城
城域城城城
城城城城城
城城城城城
城城城城城
城城城城城

•7秒以内 ☐
•8〜12秒 ☐
•13秒以上 ☐
答え

❺
刊刊刊刊刊
刊刑刊刊刊
刊刊刊刊刊
刊刊刊刊刊
刊刊刊刊刊
刊刊刊刊刊

•7秒以内 ☐
•8〜12秒 ☐
•13秒以上 ☐
答え

❸
目目目目目
目目目目目
目目目目目
目目目目目
目目目目目
目目目目目

•7秒以内 ☐
•8〜12秒 ☐
•13秒以上 ☐
答え

❻
思思思思思
思思思思思
思思思恩思
思思思思思
思思思思思
思思思思思

•7秒以内 ☐
•8〜12秒 ☐
•13秒以上 ☐
答え

チャレンジ6

各問、1字だけ異なる漢字を見つけて答えに書き入れてください。時計やストップウォッチを用意しておき、答えの漢字が見つかるまでに何秒かかったかを3段階でチェックしてあなたの脳力判定を確かめましょう。

脳力判定
7秒以内……**100点** 合格
8〜12秒……**70点** あと少し
13秒以上……**50点** 赤信号

❶
他地他他他
他他他他他
他他他他他
他他他他他
他他他他他
他他他他他

•7秒以内 ☐
•8〜12秒 ☐
•13秒以上 ☐
答え ☐

❷
惜惜惜惜惜
惜惜惜惜惜
惜惜惜借惜
惜惜惜惜惜
惜惜惜惜惜
惜惜惜惜惜

•7秒以内 ☐
•8〜12秒 ☐
•13秒以上 ☐
答え ☐

❸
埋埋埋埋埋
埋埋埋埋埋
埋埋埋埋埋
埋埋理埋埋
埋埋埋埋埋
埋埋埋埋埋

•7秒以内 ☐
•8〜12秒 ☐
•13秒以上 ☐
答え ☐

❹
診診診診診
診診診診珍
診診診診診
診診診診診
診診診診診
診診診診診

•7秒以内 ☐
•8〜12秒 ☐
•13秒以上 ☐
答え ☐

❺
東東東東東
東東東東東
東東東東東
東東東東東
東東東東東
東東東東東

•7秒以内 ☐
•8〜12秒 ☐
•13秒以上 ☐
答え ☐

❻
享享享享享
享享享享享
享享享享享
享亨享享享
享享享享享
享享享享享

•7秒以内 ☐
•8〜12秒 ☐
•13秒以上 ☐
答え ☐

レベル1

チャレンジ 7

各問、1字だけ異なる漢字を見つけて答えに書き入れてください。時計やストップウォッチを用意しておき、答えの漢字が見つかるまでに何秒かかったかを3段階でチェックしてあなたの脳力判定を確かめましょう。

❶

自 自 自 自 自
自 自 自 自 自
自 自 自 自 自
自 自 自 目 自
自 自 自 自 自
自 自 自 自 自

•7秒以内 ☐
•8〜12秒 ☐
•13秒以上 ☐
答え

❷

全 全 全 全 全
全 金 全 全 全
全 全 全 全 全
全 全 全 全 全
全 全 全 全 全
全 全 全 全 全

•7秒以内 ☐
•8〜12秒 ☐
•13秒以上 ☐
答え

❸

粉 粉 粉 粉 粉
粉 粉 粉 粉 紛
粉 粉 粉 粉 粉
粉 粉 粉 粉 粉
粉 粉 粉 粉 粉
粉 粉 粉 粉 粉

•7秒以内 ☐
•8〜12秒 ☐
•13秒以上 ☐
答え

❹

棒 棒 棒 棒 棒
棒 棒 棒 棒 棒
棒 棒 棒 棒 棒
棒 棒 棒 棒 棒
棒 棒 棒 棒 棒
捧 棒 棒 棒 棒

•7秒以内 ☐
•8〜12秒 ☐
•13秒以上 ☐
答え

❺

漢 漢 漢 漢 漢
漢 漢 漢 漢 漢
漢 漢 漢 漢 漠
漢 漢 漢 漢 漢
漢 漢 漢 漢 漢
漢 漢 漢 漢 漢

•7秒以内 ☐
•8〜12秒 ☐
•13秒以上 ☐
答え

❻

硬 硬 硬 硬 硬
硬 硬 硬 硬 硬
硬 硬 便 硬 硬
硬 硬 硬 硬 硬
硬 硬 硬 硬 硬
硬 硬 硬 硬 硬

•7秒以内 ☐
•8〜12秒 ☐
•13秒以上 ☐
答え

チャレンジ8

各問、1字だけ異なる漢字を見つけて答えに書き入れてください。時計やストップウォッチを用意しておき、答えの漢字が見つかるまでに何秒かかったかを3段階でチェックしてあなたの脳力判定を確かめましょう。

レベル1

❶

問問問問問問問問
問問問問問問問問
問問問問問問問問
問問問問問問間問
問問問問問問問問
問問問問問問問問
問問問問問問問問
問問問問問問問問

• 7秒以内 ☐
• 8〜14秒 ☐
• 15秒以上 ☐

答え ☐

❸

貧貧貧貧貧貧貧貧
貧貧貧貧貧貧貧貧
貧貧貧貧貧貧貧貧
貧貧貧貧貧貧貧貧
貧貧貧貧貧貧貧貧
貧貧貧貧貪貧貧貧
貧貧貧貧貧貧貧貧
貧貧貧貧貧貧貧貧

• 7秒以内 ☐
• 8〜14秒 ☐
• 15秒以上 ☐

答え ☐

❷

撫撫撫撫撫撫撫撫
撫撫撫撫撫撫撫撫
撫撫撫撫撫撫撫撫
撫撫撫撫撫撫撫撫
撫撫憮撫撫撫撫撫
撫撫撫撫撫撫撫撫
撫撫撫撫撫撫撫撫
撫撫撫撫撫撫撫撫

• 7秒以内 ☐
• 8〜14秒 ☐
• 15秒以上 ☐

答え ☐

❹

担担担担担担担担
担担担担担担担担
坦担担担担担担担
担担担担担担担担
担担担担担担担担
担担担担担担担担
担担担担担担担担
担担担担担担担担

• 7秒以内 ☐
• 8〜14秒 ☐
• 15秒以上 ☐

答え ☐

チャレンジ 9

各問、1字だけ異なる漢字を見つけて答えに書き入れてください。時計やストップウォッチを用意しておき、答えの漢字が見つかるまでに何秒かかったかを3段階でチェックしてあなたの脳力判定を確かめましょう。

❶

侯侯侯侯侯侯侯侯
侯侯侯侯侯侯侯侯
侯侯侯侯侯侯侯侯
侯侯侯侯侯侯侯侯
侯侯候侯侯侯侯侯
侯侯侯侯侯侯侯侯
侯侯侯侯侯侯侯侯
侯侯侯侯侯侯侯侯

- 7秒以内 ☐
- 8〜14秒 ☐
- 15秒以上 ☐

答え ☐

❸

如如如如如如如如
如如如如如如加如
如如如如如如如如
如如如如如如如如
如如如如如如如如
如如如如如如如如
如如如如如如如如
如如如如如如如如

- 7秒以内 ☐
- 8〜14秒 ☐
- 15秒以上 ☐

答え ☐

❷

悔悔悔悔悔悔悔
悔悔悔悔悔悔悔
悔悔悔悔悔悔悔
悔悔悔悔悔悔悔
悔悔悔悔悔悔悔
悔悔悔悔悔悔悔
悔悔悔悔悔悔悔
悔悔悔悔悔悔悔

- 7秒以内 ☐
- 8〜14秒 ☐
- 15秒以上 ☐

答え ☐

❹

庄庄庄庄庄庄庄
庄庄庄庄庄庄庄
庄庄庄庄庄庄庄
庄庄庄庄庄庄庄
庄庄庄庄庄庄庄
庄庄庄庄庄庄庄
庄庄庄庄庄庄庄
庄庄庄庄庄庄庄

- 7秒以内 ☐
- 8〜14秒 ☐
- 15秒以上 ☐

答え ☐

解答 ❹ 圧 ❸ 加 ❷ 毎 ❶ 候

チャレンジ⓾

各問、1字だけ異なる漢字を見つけて答えに書き入れてください。時計やストップウォッチを用意しておき、答えの漢字が見つかるまでに何秒かかったかを3段階でチェックしてあなたの脳力判定を確かめましょう。

❶

簿簿簿簿簿簿簿簿
簿簿簿簿簿簿薄簿
簿簿簿簿簿簿簿簿
簿簿簿簿簿簿簿簿
簿簿簿簿簿簿簿簿
簿簿簿簿簿簿簿簿
簿簿簿簿簿簿簿簿
簿簿簿簿簿簿簿簿

- 7秒以内 ☐
- 8〜14秒 ☐
- 15秒以上 ☐

答え

❸

巴巴巴巴巴巴巴巴
巴巴巴巴巴巴巴巴
巴巴巴巴巴巴巴巴
巴巴巴巴巴巴巴巴
巴巴巴巴巴巴巴巴
己巴巴巴巴巴巴巴
巴巴巴巴巴巴巴巴
巴巴巴巴巴巴巴巴

- 7秒以内 ☐
- 8〜14秒 ☐
- 15秒以上 ☐

答え

❷

頂頂頂頂頂頂頂頂
頂頂頂頂頂頂頂頂
頂頂頂頂頂頂頂頂
頂頂頂頂頂頂頂頂
頂頂頂頂頂頂頂頂
頂頂頂頂頂頂頂頂
頂頂頂頂頂頂頂頂
頂頂頂頂頂頂頂頂

- 7秒以内 ☐
- 8〜14秒 ☐
- 15秒以上 ☐

答え

❹

伴伴伴伴伴伴伴伴
伴伴伴伴伴伴伴伴
伴伴伴伴伴伴伴伴
伴伴伴伴伴伴伴件
伴伴伴伴伴伴伴伴
伴伴伴伴伴伴伴伴
伴伴伴伴伴伴伴伴
伴伴伴伴伴伴伴伴

- 7秒以内 ☐
- 8〜14秒 ☐
- 15秒以上 ☐

答え

チャレンジ⓫

各問、1字だけ異なる漢字を見つけて答えに書き入れてください。時計やストップウォッチを用意しておき、答えの漢字が見つかるまでに何秒かかったかを3段階でチェックしてあなたの脳力判定を確かめましょう。

❶

孤孤孤孤孤孤孤孤
孤孤孤孤孤孤孤孤
孤孤弧孤孤孤孤孤
孤孤孤孤孤孤孤孤
孤孤孤孤孤孤孤孤
孤孤孤孤孤孤孤孤
孤孤孤孤孤孤孤孤
孤孤孤孤孤孤孤孤

- 7秒以内 ☐
- 8〜14秒 ☐
- 15秒以上 ☐

答え ☐

❸

熊熊熊熊熊熊熊熊
熊熊熊熊熊熊熊熊
熊熊熊熊熊熊熊熊
熊熊熊熊熊熊熊熊
熊熊熊熊熊熊熊熊
熊熊熊熊熊熊熊熊
熊態熊熊熊熊熊熊
熊熊熊熊熊熊熊熊

- 7秒以内 ☐
- 8〜14秒 ☐
- 15秒以上 ☐

答え ☐

❷

卯卯卯卯卯卯卯卯
卯卯卯卯卯卯卯卯
卯卯卯卯卯卯卯卯
卯卯卯卯卯卯卯卯
卯卯卯卯卯卯卵卯
卯卯卯卯卯卯卯卯
卯卯卯卯卯卯卯卯
卯卯卯卯卯卯卯卯

- 7秒以内 ☐
- 8〜14秒 ☐
- 15秒以上 ☐

答え ☐

❹

荻荻荻荻荻荻荻荻
荻萩荻荻荻荻荻荻
荻荻荻荻荻荻荻荻
荻荻荻荻荻荻荻荻
荻荻荻荻荻荻荻荻
荻荻荻荻荻荻荻荻
荻荻荻荻荻荻荻荻
荻荻荻荻荻荻荻荻

- 7秒以内 ☐
- 8〜14秒 ☐
- 15秒以上 ☐

答え ☐

チャレンジ⑫

各問、1字だけ異なる漢字を見つけて答えに書き入れてください。時計やストップウォッチを用意しておき、答えの漢字が見つかるまでに何秒かかったかを3段階でチェックしてあなたの脳力判定を確かめましょう。

❶

他他他他他他他他
地他他他他他他他
他他他他他他他他
他他他他他他他他
他他他他他他他他
他他他他他他他他
他他他他他他他他
他他他他他他他他

- 7秒以内 ☐
- 8～14秒 ☐
- 15秒以上 ☐

答え ☐

❷

休休休休休休休休
休休休休休休休休
休休休休休休休休
休休休休因休休休
休休休休休休休休
休休休休休休休休
休休休休休休休休
休休休休休休休休

- 7秒以内 ☐
- 8～14秒 ☐
- 15秒以上 ☐

答え ☐

❸

険険険険険険険険
険険険険険険険険
険険険険険険険険
険険険険険険険険
険険険険険険険険
険俟険険険険険険
険険険険険険険険
険険険険険険険険

- 7秒以内 ☐
- 8～14秒 ☐
- 15秒以上 ☐

答え ☐

❹

万万万万万万万万
万万万万万万万万
万万万万万万万万
万万万万万万万万
万万万万万万万万
万万万万万万万万
万万万万万万万万
万方万万万万万万

- 7秒以内 ☐
- 8～14秒 ☐
- 15秒以上 ☐

答え ☐

チャレンジ⓭

各問、1字だけ異なる漢字を見つけて答えに書き入れてください。時計やストップウォッチを用意しておき、答えの漢字が見つかるまでに何秒かかったかを3段階でチェックしてあなたの脳力判定を確かめましょう。

❶
遂遂遂遂遂遂遂遂
遂遂遂遂遂遂遂遂
遂遂遂遂遂遂遂遂
遂遂遂遂遂遂遂遂
遂遂遂遂遂遂遂遂
遂遂遂遂遂遂遂遂
遂遂遂遂遂遂遂遂
遂遂遂遂遂遂遂遂

•7秒以内 □
•8～14秒 □
•15秒以上 □
答え

❸
普普普普普普普普
普普普普普普普普
普普普普普普普普
普普普普普普普普
普普晋普普普普普
普普普普普普普普
普普普普普普普普
普普普普普普普普

•7秒以内 □
•8～14秒 □
•15秒以上 □
答え

❷
酪酪酪酪酪酪酪酪
酪酪酪酪酪酪酪酪
酪酪酪酪酪酪酪酪
酪酪酪酪酪酪酪酪
酪酪酪酪酪酪酪酪
酪酪酪酪酪酪酪酪
酪酪酪酪酪酪酪酪
酪酪酪酪酪酪酪酪

•7秒以内 □
•8～14秒 □
•15秒以上 □
答え

❹
読読読読読続読読
読読読読読読読読
読読読読読読読読
読読読読読読読読
読読読読読読読読
読読読読読読読読
読読読読読読読読
読読読読読読読読

•7秒以内 □
•8～14秒 □
•15秒以上 □
答え

チャレンジ⑭

各問、1字だけ異なる漢字を見つけて答えに書き入れてください。時計やストップウォッチを用意しておき、答えの漢字が見つかるまでに何秒かかったかを3段階でチェックしてあなたの脳力判定を確かめましょう。

❶

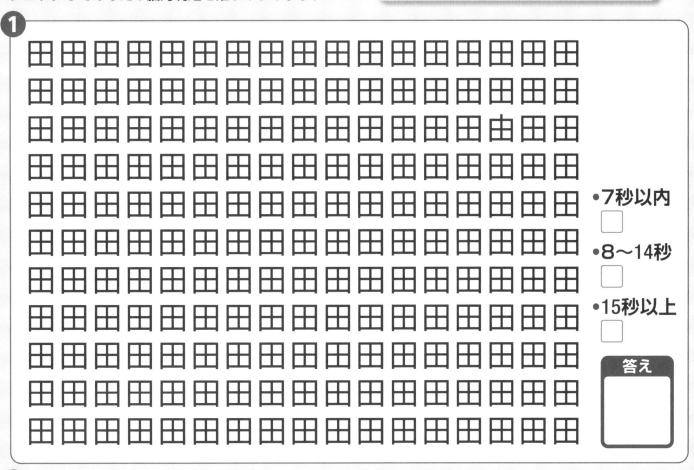

•7秒以内 ☐

•8〜14秒 ☐

•15秒以上 ☐

答え

❷

税税税税税税税税税税税税税税税税税
税税税税税税税税税税税税税税税税税
税税税税税税税税税税税税税税税税税
税税税税税税税税税税税税税税税税税
税税税税税税税税税税税税税税税税税
税税税税税税税税税税税税税税税税税
税税税税税税税税税税税税税税税税税
税税税税税祝税税税税税税税税税税税
税税税税税税税税税税税税税税税税税
税税税税税税税税税税税税税税税税税
税税税税税税税税税税税税税税税税税

•7秒以内 ☐

•8〜14秒 ☐

•15秒以上 ☐

答え

チャレンジ⑮

各問、1字だけ異なる漢字を見つけて答えに書き入れてください。時計やストップウォッチを用意しておき、答えの漢字が見つかるまでに何秒かかったかを3段階でチェックしてあなたの脳力判定を確かめましょう。

①

減減減減減減減減減減減減減減減減
減減減減減減減減減減減減減減減減
減減減減減減減減減減減減減減減減
減減減減減減減減減減減減減減減減
減減減減減減減減減減減減減減減減
減減減減減減減減減減減減減減減減
減減減減減減減減減減減減減減減減
減減減減減減減減減減減減減減減減
減減減減減減減減減減減減減減減減
減減減減減減減減減減減減減減減減
減減減減減減減減減減減減減減減減

•7秒以内 □
•8～14秒 □
•15秒以上 □

答え

②

識識識識識識識識識識識識識識識識
識識識識識識識識識識識識識識識識
識識識識識識識識識識識識識識識識
識識識識識識識識識識識識識識識識
識識識識識識識識識識識識識識識識
識識識識識識識識識識識識識識識識
識識識識識識識識識識識識識識識識
識識識識識識識識識識識識識識識識
識識識識識識識識識識識識識識識識
識識識識識識識識識識識識識識識識
識識識識識識識識織識識識識識識識

•7秒以内 □
•8～14秒 □
•15秒以上 □

答え

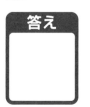

チャレンジ⑯

各問、1字だけ異なる漢字を見つけて答えに書き入れてください。時計やストップウォッチを用意しておき、答えの漢字が見つかるまでに何秒かかったかを3段階でチェックしてあなたの脳力判定を確かめましょう。

❶

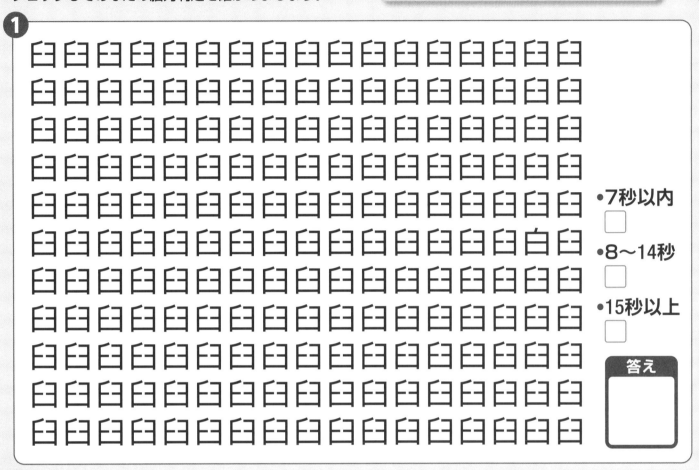

• 7秒以内 ☐

• 8〜14秒 ☐

• 15秒以上 ☐

答え

❷

• 7秒以内 ☐

• 8〜14秒 ☐

• 15秒以上 ☐

答え

チャレンジ⑰

各問、1字だけ異なる漢字を見つけて答えに書き入れてください。時計やストップウォッチを用意しておき、答えの漢字が見つかるまでに何秒かかったかを3段階でチェックしてあなたの脳力判定を確かめましょう。

❶

編編編編編編編編編編編編編編編編編
編編編編編編編編編編編編編編編編編
編編編編編編編編編編編偏編編編編
編編編編編編編編編編編編編編編編編
編編編編編編編編編編編編編編編編編
編編編編編編編編編編編編編編編編編
編編編編編編編編編編編編編編編編編
編編編編編編編編編編編編編編編編編
編編編編編編編編編編編編編編編編編
編編編編編編編編編編編編編編編編編
編編編編編編編編編編編編編編編編編

- 7秒以内 ☐
- 8〜14秒 ☐
- 15秒以上 ☐

答え ☐

❷

第第第第第第第第第第第第第第第第第
第第第第第第第第第第第第第第第第第
第第第第第第第第第第第第第第第第第
第第第第第第第第第第第第第第第第第
第第第第第第第第第第第第第第第第第
第第第第第第第第第第第第第第第第第
第第第第第第弟第第第第第第第第第第
第第第第第第第第第第第第第第第第第
第第第第第第第第第第第第第第第第第
第第第第第漢第第第第第第第第第第第
第第第第第第第第第第第第第第第第第

- 7秒以内 ☐
- 8〜14秒 ☐
- 15秒以上 ☐

答え ☐

チャレンジ18

各問、1字だけ異なる漢字を見つけて答えに書き入れてください。時計やストップウォッチを用意しておき、答えの漢字が見つかるまでに何秒かかったかを3段階でチェックしてあなたの脳力判定を確かめましょう。

❶

称称称称称称称称称称称称称称称称称
称称称称称称称称称称称称称称称称称
称称称弥称称称称称称称称称称称称称
称称称称称称称称称称称称称称称称称
称称称称称称称称称称称称称称称称称
称称称称称称称称称称称称称称称称称
称称称称称称称称称称称称称称称称称
称称称称称称称称称称称称称称称称称
称称称称称称称称称称称称称称称称称
称称称称称称称称称称称称称称称称称
称称称称称称称称称称称称称称称称称

- 7秒以内 ☐
- 8〜14秒 ☐
- 15秒以上 ☐

答え

❷

挌挌挌挌挌挌挌挌挌挌挌挌挌挌挌挌挌
挌挌挌挌挌挌挌挌挌挌挌挌挌挌挌挌挌
挌挌挌挌挌挌挌挌挌挌挌挌挌挌挌挌挌
挌挌挌挌挌挌挌挌挌挌挌挌挌挌挌挌挌
挌挌挌挌挌挌挌挌挌挌挌挌挌挌挌挌挌
挌挌挌挌挌挌挌挌挌挌挌挌挌挌挌挌挌
挌挌挌挌挌挌挌挌挌挌挌挌挌挌挌挌挌
挌挌挌挌挌挌挌挌挌挌挌挌挌挌挌挌挌
挌挌挌挌挌挌挌挌挌挌挌挌挌挌挌挌挌
挌挌挌挌挌挌挌挌挌格挌挌挌挌挌挌挌

- 7秒以内 ☐
- 8〜14秒 ☐
- 15秒以上 ☐

答え

チャレンジ⑲

各問、1字だけ異なる漢字を見つけて答えに書き入れてください。時計やストップウォッチを用意しておき、答えの漢字が見つかるまでに何秒かかったかを3段階でチェックしてあなたの脳力判定を確かめましょう。

❶

柴柴柴柴柴柴柴柴柴柴柴柴柴柴柴柴
柴柴柴柴柴柴柴柴柴柴柴柴柴柴柴柴
柴柴柴柴柴柴柴柴柴柴柴柴柴柴柴柴
柴柴柴柴柴柴柴柴柴柴柴柴柴柴柴柴
柴柴柴柴柴柴柴柴柴柴柴柴柴柴柴柴
柴柴柴紫柴柴柴柴柴柴柴柴柴柴柴柴
柴柴柴柴柴柴柴柴柴柴柴柴柴柴柴柴
柴柴柴柴柴柴柴柴柴柴柴柴柴柴柴柴
柴柴柴柴柴柴柴柴柴柴柴柴柴柴柴柴
柴柴柴柴柴柴柴柴柴柴柴柴柴柴柴柴
柴柴柴柴柴柴柴柴柴柴柴柴柴柴柴柴

•7秒以内 ☐
•8〜14秒 ☐
•15秒以上 ☐

答え ☐

❷

良良良良良良良良良良良良良良良良
良良良良良良良良良良良良良良良良
良良良良良良良良良良良良良良良良
良良良良良良良良良良良良良良良良
良良良良良良良良良良良良良良良良
良良良良良良良良良良良良良良良良
良良良良良良良良良良良良良良良良
良良良良良良良良良良良良良良良良
良良良良良良良良良良良良良良良良
良良良良良良良良良良良良良良良良
良良良良良良良良良良良良良良良良

•7秒以内 ☐
•8〜14秒 ☐
•15秒以上 ☐

答え ☐

解答 ❶柴 ❷良（とても、すぐれている）

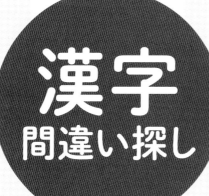

レベル2

チャレンジ⑳〜㉞

レベル2では漢字の文字色が一部変わっているほか、漢字の地の部分に色がついて視覚を惑わせる仕掛けがなされています。①漢字が64字並ぶ中から異なる漢字1字を探す問題、②漢字187字の中から異なる漢字1字を探す問題、③漢字272字の中から異なる漢字1字を探す問題の3タイプの問題にチャレンジしてください。③では最短目標時間を10秒以内にしています。レベル1よりも難易度が上がっているので注意力を研ぎ澄ませてできるだけ早く答えを見つけるように頑張りましょう。

スタート➡

チャレンジ⑳

各問、1字だけ異なる漢字を見つけて答えに書き入れてください。時計やストップウォッチを用意しておき、答えの漢字が見つかるまでに何秒かかったかを3段階でチェックしてあなたの脳力判定を確かめましょう。

①

仄仄仄仄仄仄仄仄
仄仄仄仄仄仄仄仄
仄仄仄仄仄仄仄仄
仄仄仄仄仄仄仄仄
仄仄仄仄仄灰仄仄
仄仄仄仄仄仄仄仄
仄仄仄仄仄仄仄仄
仄仄仄仄仄仄仄仄

- 7秒以内 ☐
- 8〜14秒 ☐
- 15秒以上 ☐

答え ☐

③

陳陳陣陳陳陳陳陳
陳陳陳陳陳陳陳陳
陳陳陳陳陳陳陳陳
陳陳陳陳陳陳陳陳
陳陳陳陳陳陳陳陳
陳陳陳陳陳陳陳陳
陳陳陳陳陳陳陳陳
陳陳陳陳陳陳陳陳

- 7秒以内 ☐
- 8〜14秒 ☐
- 15秒以上 ☐

答え ☐

②

氷氷氷氷氷氷氷氷
氷氷氷氷氷氷氷氷
氷永氷氷氷氷氷氷
氷氷氷氷氷氷氷氷
氷氷氷氷氷氷氷氷
氷氷氷氷氷氷氷氷
氷氷氷氷氷氷氷氷
氷氷氷氷氷氷氷氷

- 7秒以内 ☐
- 8〜14秒 ☐
- 15秒以上 ☐

答え ☐

④

終終終終終終終終
終終終終終終終終
終終終終終終終終
絡終終終終終終終
終終終終終終終終
終終終終終終終終
終終終終終終終終
終終終終終終終終

- 7秒以内 ☐
- 8〜14秒 ☐
- 15秒以上 ☐

答え ☐

チャレンジ㉑

各問、1字だけ異なる漢字を見つけて答えに書き入れてください。時計やストップウォッチを用意しておき、答えの漢字が見つかるまでに何秒かかったかを3段階でチェックしてあなたの脳力判定を確かめましょう。

❶

知知知知知知知知
知知知知知知知知
知知知知知知知知
知知和知知知知知
知知知知知知知知
知知知知知知知知
知知知知知知知知
知知知知知知知知

- 7秒以内 □
- 8〜14秒 □
- 15秒以上 □

答え □

❸

名名名名名名名名
名名名名名名名名
名名名名名名名名
名名名名名名名名
名名名名名名名名
名名名名名名名名
名名名名名名名名
名名名名名各名名

- 7秒以内 □
- 8〜14秒 □
- 15秒以上 □

答え □

❷

改改改改改改改改
改改改改改改改改
改改改改改改改改
改改改改改改改改
改改改改改改改改
改改改改改改改改
改改改改攻改改改
改改改改改改改改

- 7秒以内 □
- 8〜14秒 □
- 15秒以上 □

答え □

❹

裁裁裁裁裁裁裁裁
裁裁裁裁裁裁裁裁
裁裁裁裁裁裁裁裁
裁裁裁裁栽裁裁裁
裁裁裁裁裁裁裁裁
裁裁裁裁裁裁裁裁
裁裁裁裁裁裁裁裁
裁裁裁裁裁裁裁裁

- 7秒以内 □
- 8〜14秒 □
- 15秒以上 □

答え □

チャレンジ 22

各問、1字だけ異なる漢字を見つけて答えに書き入れてください。時計やストップウォッチを用意しておき、答えの漢字が見つかるまでに何秒かかったかを3段階でチェックしてあなたの脳力判定を確かめましょう。

脳力判定

7秒以内……**100**点 合格
8〜14秒……**70**点 あと少し
15秒以上……**50**点 黄信号

①

- 7秒以内 □
- 8〜14秒 □
- 15秒以上 □

答え

②

- 7秒以内 □
- 8〜14秒 □
- 15秒以上 □

答え

③

- 7秒以内 □
- 8〜14秒 □
- 15秒以上 □

答え

④

- 7秒以内 □
- 8〜14秒 □
- 15秒以上 □

答え

チャレンジ23

各問、1字だけ異なる漢字を見つけて答えに書き入れてください。時計やストップウォッチを用意しておき、答えの漢字が見つかるまでに何秒かかったかを3段階でチェックしてあなたの脳力判定を確かめましょう。

①

危危危危危危危危
危危危危危危危危
危危危危危危危危
危危危危危危危危
危危危危危危危危
危危危危危危危危
危危危危危危危危
危危危危厄危危危

- 7秒以内 ☐
- 8〜14秒 ☐
- 15秒以上 ☐

答え ☐

②

季季季季季季季季
季季季季季季李季
季季季季季季季季
季季季季季季季季
季季季季季季季季
季季季季季季季季
季季季季季季季季
季季季季季季季季

- 7秒以内 ☐
- 8〜14秒 ☐
- 15秒以上 ☐

答え ☐

③

緑緑緑緑緑緑緑緑
緑緑緑緑緑緑緑緑
緑緑緑緑緑緑緑緑
緑緑緑緑緑緑緑緑
緑緑緑緑緑緑緑緑
緑緑緑緑緑緑緑緑
緑緑緑緑緑緑緑緑
緑緑緑緑緑緑緑緑

- 7秒以内 ☐
- 8〜14秒 ☐
- 15秒以上 ☐

答え ☐

④

見見見見見見見見
見貝見見見見見見
見見見見見見見見
見見見見見見見見
見見見見見見見見
見見見見見見見見
見見見見見見見見
見見見見見見見見

- 7秒以内 ☐
- 8〜14秒 ☐
- 15秒以上 ☐

答え ☐

チャレンジ 24

各問、1字だけ異なる漢字を見つけて答えに書き入れてください。時計やストップウォッチを用意しておき、答えの漢字が見つかるまでに何秒かかったかを3段階でチェックしてあなたの脳力判定を確かめましょう。

①

（字が並ぶ中に「学」が1字）

- 7秒以内 □
- 8〜14秒 □
- 15秒以上 □

答え

③

（責が並ぶ中に「貴」が1字）

- 7秒以内 □
- 8〜14秒 □
- 15秒以上 □

答え

②

（玉が並ぶ中に「王」が1字）

- 7秒以内 □
- 8〜14秒 □
- 15秒以上 □

答え

④

（旅が並ぶ中に「族」が1字）

- 7秒以内 □
- 8〜14秒 □
- 15秒以上 □

答え

チャレンジ25

各問、1字だけ異なる漢字を見つけて答えに書き入れてください。時計やストップウォッチを用意しておき、答えの漢字が見つかるまでに何秒かかったかを3段階でチェックしてあなたの脳力判定を確かめましょう。

①

（娘の表、1字だけ「狼」が混在）

- 7秒以内 □
- 8〜14秒 □
- 15秒以上 □

答え

②

（村の表、1字だけ「林」が混在）

- 7秒以内 □
- 8〜14秒 □
- 15秒以上 □

答え

チャレンジ26

各問、1字だけ異なる漢字を見つけて答えに書き入れてください。時計やストップウォッチを用意しておき、答えの漢字が見つかるまでに何秒かかったかを3段階でチェックしてあなたの脳力判定を確かめましょう。

脳 力 判 定
7秒以内……**120**点 優秀
8〜14秒……**80**点 合格
15秒以上……**60**点 あと少し

①

祝祝祝祝祝祝祝祝祝祝祝祝祝祝祝祝
祝祝祝祝祝祝祝祝祝祝祝祝祝祝祝祝
祝祝祝祝祝祝祝祝祝祝祝祝祝祝祝祝
祝祝祝祝祝祝祝祝祝祝祝祝祝祝祝祝
祝祝祝祝祝祝祝祝祝祝祝祝祝祝祝祝
祝祝祝祝祝祝祝祝祝祝祝祝祝祝祝祝
祝祝祝祝祝祝祝祝祝祝祝祝祝祝祝祝
祝祝祝祝祝祝祝祝祝祝祝祝祝祝祝祝
祝祝祝祝祝祝祝祝祝祝祝祝祝祝祝祝
祝祝祝祝祝呪祝祝祝祝祝祝祝祝祝祝
祝祝祝祝祝祝祝祝祝祝祝祝祝祝祝祝

- 7秒以内 ☐
- 8〜14秒 ☐
- 15秒以上 ☐

答え ☐

②

沈沈沈沈沈沈沈沈沈沈沈沈沈沈沈沈
沈沈沈沈沈沈沈沈沈沈枕沈沈沈沈沈
沈沈沈沈沈沈沈沈沈沈沈沈沈沈沈沈
沈沈沈沈沈沈沈沈沈沈沈沈沈沈沈沈
沈沈沈沈沈沈沈沈沈沈沈沈沈沈沈沈
沈沈沈沈沈沈沈沈沈沈沈沈沈沈沈沈
沈沈沈沈沈沈沈沈沈沈沈沈沈沈沈沈
沈沈沈沈沈沈沈沈沈沈沈沈沈沈沈沈
沈沈沈沈沈沈沈沈沈沈沈沈沈沈沈沈
沈沈沈沈沈沈沈沈沈沈沈沈沈沈沈沈
沈沈沈沈沈沈沈沈沈沈沈沈沈沈沈沈

- 7秒以内 ☐
- 8〜14秒 ☐
- 15秒以上 ☐

答え ☐

各問、1字だけ異なる漢字を見つけて答えに書き入れてください。時計やストップウォッチを用意しておき、答えの漢字が見つかるまでに何秒かかったかを3段階でチェックしてあなたの脳力判定を確かめましょう。

①

諸 諸 諸 諸 諸 諸 諸 諸 諸 諸 諸 諸 諸 諸 諸 諸
諸 諸 諸 諸 諸 諸 諸 諸 諸 諸 諸 諸 諸 諸 諸 諸
諸 諸 諸 諸 諸 諸 諸 諸 諸 諸 諸 諸 諸 諸 諸 諸
諸 諸 諸 諸 諸 諸 諸 諸 諸 諸 諸 諸 諸 諸 諸 諸
諸 諸 諸 諸 諸 諸 諸 諸 諸 諸 諸 諸 諸 諸 諸 諸
諸 諸 諸 諸 諸 諸 諸 諸 諸 諸 諸 諸 諸 諸 諸 諸
緒 諸 諸 諸 諸 諸 諸 諸 諸 諸 諸 諸 諸 諸 諸 諸
諸 諸 諸 諸 諸 諸 諸 諸 諸 諸 諸 諸 諸 諸 諸 諸
諸 諸 諸 諸 諸 諸 諸 諸 諸 諸 諸 諸 諸 諸 諸 諸
諸 諸 諸 諸 諸 諸 諸 諸 諸 諸 諸 諸 諸 諸 諸 諸
諸 諸 諸 諸 諸 諸 諸 諸 諸 諸 諸 諸 諸 諸 諸 諸

- 7秒以内 ☐
- 8〜14秒 ☐
- 15秒以上 ☐

答え

②

車 車 車 車 車 車 車 車 車 車 車 車 車 車 車 車 車
車 車 車 車 車 車 車 車 車 車 車 車 車 車 車 車
車 車 車 車 車 車 車 車 車 車 車 車 車 車 車 車
車 車 車 車 車 車 車 車 車 車 車 車 車 車 車 車
車 車 車 車 車 車 車 車 車 車 車 車 車 車 車 車
車 車 車 車 車 東 車 車 車 車 車 車 車 車 車 車
車 車 車 車 車 車 車 車 車 車 車 車 車 車 車 車
車 車 車 車 車 車 車 車 車 車 車 車 車 車 車 車
車 車 車 車 車 車 車 車 車 車 車 車 車 車 車 車
車 車 車 車 車 車 車 車 車 車 車 車 車 車 車 車
車 車 車 車 車 車 車 車 車 車 車 車 車 車 車 車

- 7秒以内 ☐
- 8〜14秒 ☐
- 15秒以上 ☐

答え

チャレンジ 28

各問、1字だけ異なる漢字を見つけて答えに書き入れてください。時計やストップウォッチを用意しておき、答えの漢字が見つかるまでに何秒かかったかを3段階でチェックしてあなたの脳力判定を確かめましょう。

脳力判定

7秒以内……**120点** 優秀
8〜14秒……**80点** 合格
15秒以上……**60点** あと少し

①

釘釘釘釘釘釘釘釘釘釘釘釘釘釘釘釘
釘釘釘釘釘釘釘釘釘釘釘釘釘釘釘釘
釘釘釘釘釘釘釘釘釘釘釘釘釘釘釘釘
釘釘釘釘釘釘釘釘釘釘釘釘釘釘釘釘
釘釘釘釘釘釘釘釘釘釘釘釘釘釘釘釘
釘釘釘釘釘釘釘釘釘釘釘釘釘釘釘釘
釘釘釘釘釘釘釘釘釘釘釘釘釘釘釘釘
釘釘釘釘釘釘釘釘釘釘釘釘釘釘釘釘
釘釘釘釘釘釘釘釘釘釘釘釘釘釘釘釘
釘釘釘釘釘釘釘釘釘釘釘釘釘釘針釘
釘釘釘釘釘釘釘釘釘釘釘釘釘釘釘釘

●7秒以内 □
●8〜14秒 □
●15秒以上 □

答え □

②

先先先先先先先先先先先先先先先先
先先先先先先先先先先先先先先先先
先先先先先先先先先先先先先先先先
先先先先先先先先先先先先先先先先
先先先先先先先先先先先先先先先先
先先先先先先先先先先先先先先先先
先先先先先先先先先先先先先先先先
先先先先先先失先先先先先先先先先
先先先先先先先先先先先先先先先先
先先先先先先先先先先先先先先先先
先先先先先先先先先先先先先先先先

●7秒以内 □
●8〜14秒 □
●15秒以上 □

答え □

チャレンジ㉙

各問、1字だけ異なる漢字を見つけて答えに書き入れてください。時計やストップウォッチを用意しておき、答えの漢字が見つかるまでに何秒かかったかを3段階でチェックしてあなたの脳力判定を確かめましょう。

①

端端端端端端端端端端端端端端端端
端端端端端端端端端端端端端端端端
端端端端端端端端端端端端端端端端
端端端端端端端端端端端端端端端端
端端瑞端端端端端端端端端端端端端
端端端端端端端端端端端端端端端端
端端端端端端端端端端端端端端端端
端端端端端端端端端端端端端端端端
端端端端端端端端端端端端端端端端
端端端端端端端端端端端端端端端端
端端端端端端端端端端端端端端端端

●7秒以内 ☐
●8〜14秒 ☐
●15秒以上 ☐

答え

②

赤赤赤赤赤赤赤赤赤赤赤赤赤赤赤赤
赤赤赤赤赤赤赤赤赤赤赤赤赤赤赤赤
赤赤赤赤赤赤赤赤赤赤赤赤赤赤赤赤
赤赤赤赤赤赤赤赤赤赤赤赤赤赤赤赤
赤赤赤赤赤赤赤赤赤赤赤赤赤赤赤赤
赤赤赤赤赤赤赤赤赤赤赤赤赤赤赤赤
赤赤赤赤赤赤赤赤赤赤赤赤赤赤赤赤
赤赤赤赤赤赤赤赤赤赤赤赤赤赤赤赤
赤赤赤赤赤赤赤赤赤赤赤赤赤赤赤赤
赤赤赤赤赤赤赤赤赤赤赤赤赤赤赤赤
赤赤赤赤赤赤赤赤赤赤赤赤赤赤赤赤

●7秒以内 ☐
●8〜14秒 ☐
●15秒以上 ☐

答え

チャレンジ30

1字だけ異なる漢字を見つけて答えに書き入れてください。時計やストップウォッチを用意しておき、答えの漢字が見つかるまでに何秒かかったかを3段階でチェックしてあなたの脳力判定を確かめましょう。

脳 力 判 定

10秒以内……**150**点 超優秀
11〜20秒……**100**点 優秀
21秒以上……**80**点 合格

- 10秒以内 ☐
- 11〜20秒 ☐
- 21秒以上 ☐

答え

解答 聞　解答の漢字の位置については70ジをご覧ください。

チャレンジ31

1字だけ異なる漢字を見つけて答えに書き入れてください。時計やストップウォッチを用意しておき、答えの漢字が見つかるまでに何秒かかったかを3段階でチェックしてあなたの脳力判定を確かめましょう。

脳力判定

10秒以内……**150点** 超優秀
11〜20秒……**100点** 優秀
21秒以上……**80点** 合格

- 10秒以内 ☐
- 11〜20秒 ☐
- 21秒以上 ☐

答え ☐

解答 **㗊** 解答の漢字の位置については70ジーをご覧ください。 **37**

チャレンジ32

1字だけ異なる漢字を見つけて答えに書き入れてください。時計やストップウォッチを用意しておき、答えの漢字が見つかるまでに何秒かかったかを3段階でチェックしてあなたの脳力判定を確かめましょう。

脳 力 判 定
10秒以内……**150**点 超優秀
11〜20秒……**100**点 優秀
21秒以上……**80**点 合格

代代代代代代代代代代代代代代代代
代代代代代代代代代代代代代代代代
代代代代代代代代代代代代代代代代
代代代代代代代代代代代代代代代代
代代代代代代代代代代代代代代代代
代代代代代代代代代代代代代代代代
代伐代代代代代代代代代代代代代代
代代代代代代代代代代代代代代代代
代代代代代代代代代代代代代代代代
代代代代代代代代代代代代代代代代
代代代代代代代代代代代代代代代代
代代代代代代代代代代代代代代代代
代代代代代代代代代代代代代代代代
代代代代代代代代代代代代代代代代
代代代代代代代代代代代代代代代代
代代代代代代代代代代代代代代代代

• 10秒以内 ☐
• 11〜20秒 ☐
• 21秒以上 ☐

答え
☐

解答 伐 解答の漢字の位置については70ページをご覧ください。

チャレンジ㉝

1字だけ異なる漢字を見つけて答えに書き入れてください。時計やストップウォッチを用意しておき、答えの漢字が見つかるまでに何秒かかったかを3段階でチェックしてあなたの脳力判定を確かめましょう。

•10秒以内 □
•11〜20秒 □
•21秒以上 □

答え

チャレンジ34

1字だけ異なる漢字を見つけて答えに書き入れてください。時計やストップウォッチを用意しておき、答えの漢字が見つかるまでに何秒かかったかを3段階でチェックしてあなたの脳力判定を確かめましょう。

終終終終終終終終終終終終終終終終
終終終終終終終終終終終終終終終終
終終終終終終終終終終終終終終終終
終終終終終終終終終終終終終終終終
終終終終終終終終終終終終終終終終
終終終終終終終終終終終終終終終終
終終終終終終終終終終終終柊終
終終終終終終終終終終終終終終終終
終終終終終終終終終終終終終終終終
終終終終終終終終終終終終終終終終
終終終終終終終終終終終終終終終終
終終終終終終終終終終終終終終終終
終終終終終終終終終終終終終終終終
終終終終終終終終終終終終終終終終
終終終終終終終終終終終終終終終終
終終終終終終終終終終終終終終終終
終終終終終終終終終終終終終終終終

- 10秒以内 ☐
- 11〜20秒 ☐
- 21秒以上 ☐

答え
☐

解答 解答の漢字の位置については70ﾍﾟを ご覧ください。

漢字 間違い探し

レベル3

チャレンジ 35〜49

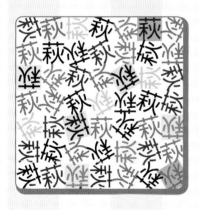 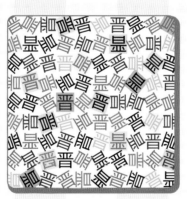 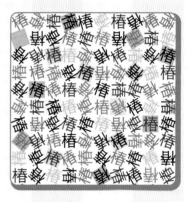

レベル3では漢字および漢字の地に色がついているうえに、漢字の配置が縦・横・斜めなどにズレています。並び方が整然としていないので判別しにくくなっており、難易度が高くなっています。①漢字が81字並ぶ中から異なる漢字1字を探す問題、②漢字150字の中から異なる漢字1字を探す問題、③漢字224字の中から異なる漢字1字を探す問題の3タイプの問題にチャレンジしてください。②と③は最短目標時間をそれぞれ10秒以内、15秒以内としています。注意力・集中力・直感力を研ぎ澄ませてできるだけ早く答えを見つけるように頑張りましょう。

スタート

チャレンジ 35

各問、1字だけ異なる漢字を見つけて答えに書き入れてください。時計やストップウォッチを用意しておき、答えの漢字が見つかるまでに何秒かかったかを3段階でチェックしてあなたの脳力判定を確かめましょう。

①

- 7秒以内 ☐
- 8〜14秒 ☐
- 15秒以上 ☐

答え

③

- 7秒以内 ☐
- 8〜14秒 ☐
- 15秒以上 ☐

答え

②

- 7秒以内 ☐
- 8〜14秒 ☐
- 15秒以上 ☐

答え

④

- 7秒以内 ☐
- 8〜14秒 ☐
- 15秒以上 ☐

答え

チャレンジ 36

各問、1字だけ異なる漢字を見つけて答えに書き入れてください。時計やストップウォッチを用意しておき、答えの漢字が見つかるまでに何秒かかったかを3段階でチェックしてあなたの脳力判定を確かめましょう。

①

- 7秒以内 ☐
- 8〜14秒 ☐
- 15秒以上 ☐

答え

②

- 7秒以内 ☐
- 8〜14秒 ☐
- 15秒以上 ☐

答え

③

- 7秒以内 ☐
- 8〜14秒 ☐
- 15秒以上 ☐

答え

④

- 7秒以内 ☐
- 8〜14秒 ☐
- 15秒以上 ☐

答え

チャレンジ 37

各問、1字だけ異なる漢字を見つけて答えに書き入れてください。時計やストップウォッチを用意しておき、答えの漢字が見つかるまでに何秒かかったかを3段階でチェックしてあなたの脳力判定を確かめましょう。

脳 力 判 定

7秒以内……**100**点 優秀
8〜14秒……**80**点 合格
15秒以上……**60**点 あと少し

①

- 7秒以内 ☐
- 8〜14秒 ☐
- 15秒以上 ☐

答え ☐

③

- 7秒以内 ☐
- 8〜14秒 ☐
- 15秒以上 ☐

答え ☐

②

- 7秒以内 ☐
- 8〜14秒 ☐
- 15秒以上 ☐

答え ☐

④

- 7秒以内 ☐
- 8〜14秒 ☐
- 15秒以上 ☐

答え ☐

チャレンジ 38

各問、1字だけ異なる漢字を見つけて答えに書き入れてください。時計やストップウォッチを用意しておき、答えの漢字が見つかるまでに何秒かかったかを3段階でチェックしてあなたの脳力判定を確かめましょう。

脳 力 判 定
7秒以内……100点 優秀
8〜14秒……80点 合格
15秒以上……60点 あと少し

レベル
3

①

- 7秒以内 ☐
- 8〜14秒 ☐
- 15秒以上 ☐

答え
☐

③

- 7秒以内 ☐
- 8〜14秒 ☐
- 15秒以上 ☐

答え
☐

②

- 7秒以内 ☐
- 8〜14秒 ☐
- 15秒以上 ☐

答え
☐

④

- 7秒以内 ☐
- 8〜14秒 ☐
- 15秒以上 ☐

答え
☐

解答 ④士 ③ア ②昧 ①与   45

チャレンジ **39**

各問、1字だけ異なる漢字を見つけて答えに書き入れてください。時計やストップウォッチを用意しておき、答えの漢字が見つかるまでに何秒かかったかを3段階でチェックしてあなたの脳力判定を確かめましょう。

①

- 7秒以内 ☐
- 8〜14秒 ☐
- 15秒以上 ☐

答え ☐

③

- 7秒以内 ☐
- 8〜14秒 ☐
- 15秒以上 ☐

答え ☐

②

- 7秒以内 ☐
- 8〜14秒 ☐
- 15秒以上 ☐

答え ☐

④

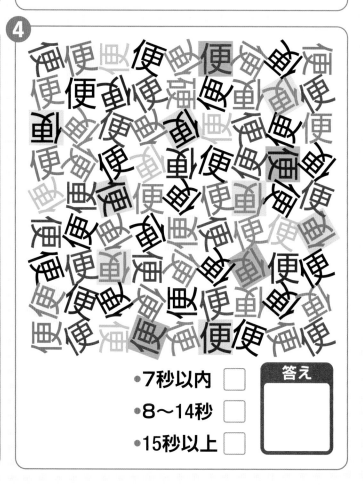

- 7秒以内 ☐
- 8〜14秒 ☐
- 15秒以上 ☐

答え ☐

解答 ④郵 ③恩 ②呂 ①句

チャレンジ㊵

各問、1字だけ異なる漢字を見つけて答えに書き入れてください。時計やストップウォッチを用意しておき、答えの漢字が見つかるまでに何秒かかったかを3段階でチェックしてあなたの脳力判定を確かめましょう。

①

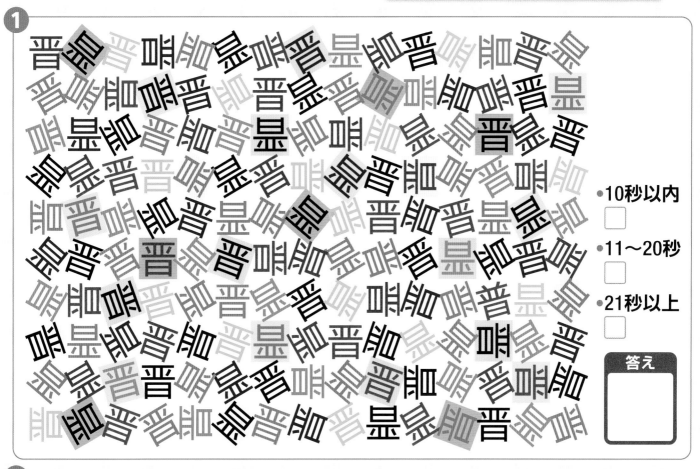

・10秒以内
☐

・11〜20秒
☐

・21秒以上
☐

答え

②

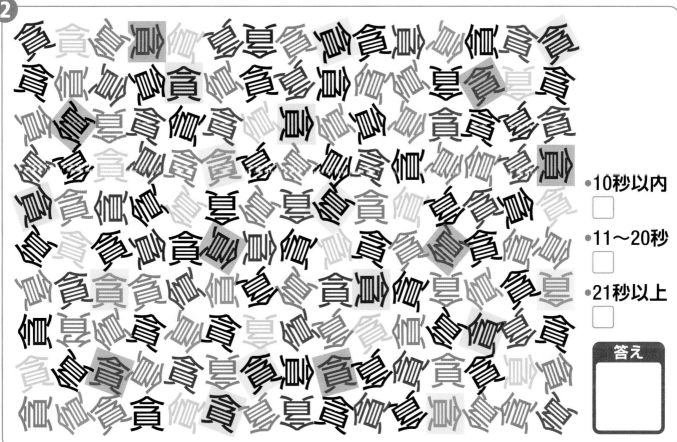

・10秒以内
☐

・11〜20秒
☐

・21秒以上
☐

答え

チャレンジ 41

各問、1字だけ異なる漢字を見つけて答えに書き入れてください。時計やストップウォッチを用意しておき、答えの漢字が見つかるまでに何秒かかったかを3段階でチェックしてあなたの脳力判定を確かめましょう。

脳 力 判 定

10秒以内……**150**点 超優秀
11〜20秒……**100**点 優秀
21秒以上……**80**点 合格

❶

・10秒以内
□

・11〜20秒
□

・21秒以上
□

答え
[　]

❷

・10秒以内
□

・11〜20秒
□

・21秒以上
□

答え
[　]

解答 ❷ 　 ❶　解答の漢字の位置については70ページをご覧ください。

チャレンジ42

各問、1字だけ異なる漢字を見つけて答えに書き入れてください。時計やストップウォッチを用意しておき、答えの漢字が見つかるまでに何秒かかったかを3段階でチェックしてあなたの脳力判定を確かめましょう。

脳 力 判 定

10秒以内……**150点 超優秀**
11〜20秒……**100点 優秀**
21秒以上……**80点 合格**

①

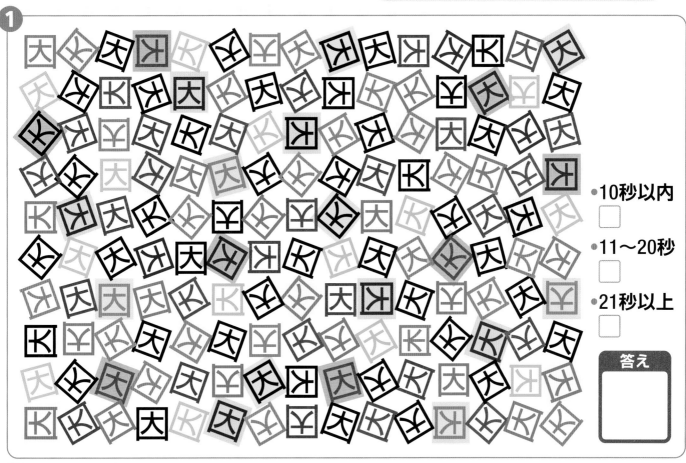

•10秒以内 □
•11〜20秒 □
•21秒以上 □

答え

②

•10秒以内 □
•11〜20秒 □
•21秒以上 □

答え

チャレンジ 43

各問、1字だけ異なる漢字を見つけて答えに書き入れてください。時計やストップウォッチを用意しておき、答えの漢字が見つかるまでに何秒かかったかを3段階でチェックしてあなたの脳力判定を確かめましょう。

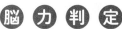

脳 力 判 定

10秒以内……**150**点 超優秀
11〜20秒……**100**点 優秀
21秒以上………**80**点 合格

❶

- •10秒以内 ☐
- •11〜20秒 ☐
- •21秒以上 ☐

答え ☐

❷

- •10秒以内 ☐
- •11〜20秒 ☐
- •21秒以上 ☐

答え ☐

解答 枝❷ 輪❶　解答の漢字の位置については70ジをご覧ください。

チャレンジ44

各問、1字だけ異なる漢字を見つけて答えに書き入れてください。時計やストップウォッチを用意しておき、答えの漢字が見つかるまでに何秒かかったかを3段階でチェックしてあなたの脳力判定を確かめましょう。

脳 力 判 定
10秒以内……150点 超優秀
11〜20秒……100点 優秀
21秒以上……80点 合格

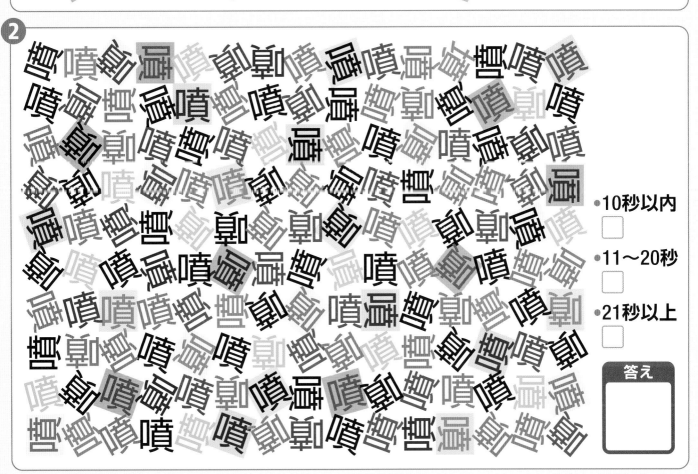

❶

・10秒以内
・11〜20秒
・21秒以上

答え

❷

・10秒以内
・11〜20秒
・21秒以上

答え

チャレンジ45

1字だけ異なる漢字を見つけて答えに書き入れてください。時計やストップウォッチを用意しておき、答えの漢字が見つかるまでに何秒かかったかを3段階でチェックしてあなたの脳力判定を確かめましょう。

脳力判定
15秒以内……200点 天才的
16〜30秒……150点 超優秀
31秒以上……100点 優秀

・15秒以内 □
・16〜30秒 □
・31秒以上 □

答え

解答 鰆 解答の漢字の位置については71ジーをご覧ください。

チャレンジ46

1字だけ異なる漢字を見つけて答えに書き入れてください。時計やストップウォッチを用意しておき、答えの漢字が見つかるまでに何秒かかったかを3段階でチェックしてあなたの脳力判定を確かめましょう。

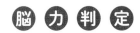
レベル3

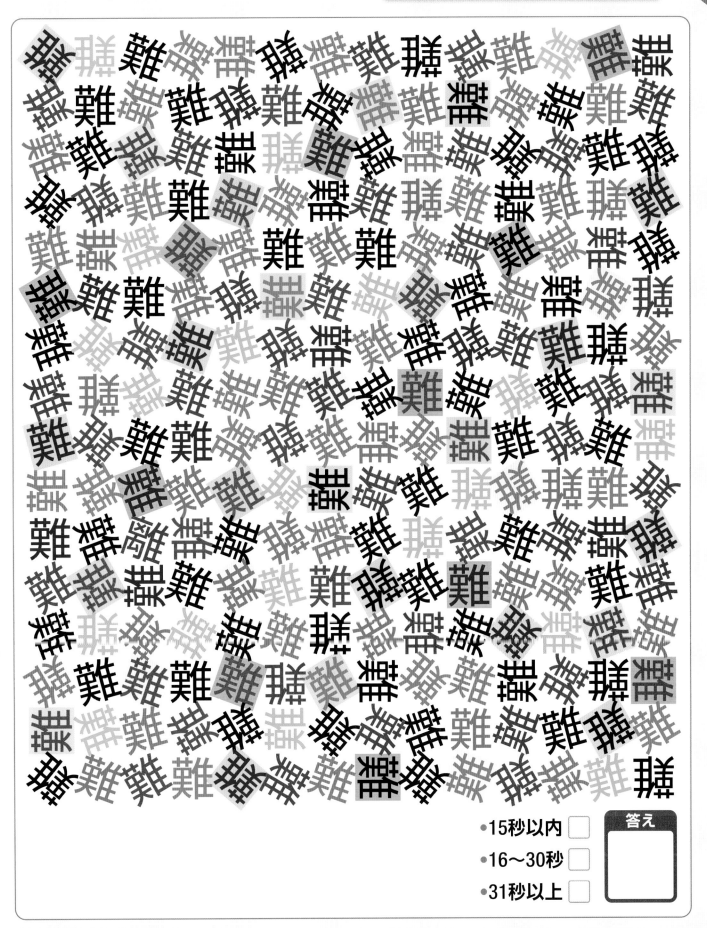

・15秒以内 ☐
・16〜30秒 ☐
・31秒以上 ☐

答え

チャレンジ 47

1字だけ異なる漢字を見つけて答えに書き入れてください。時計やストップウォッチを用意しておき、答えの漢字が見つかるまでに何秒かかったかを3段階でチェックしてあなたの脳力判定を確かめましょう。

•15秒以内 ☐
•16〜30秒 ☐
•31秒以上 ☐

答え

解答 　解答の漢字の位置については71ページをご覧ください。

チャレンジ48

1字だけ異なる漢字を見つけて答えに書き入れてください。時計やストップウォッチを用意しておき、答えの漢字が見つかるまでに何秒かかったかを3段階でチェックしてあなたの脳力判定を確かめましょう。

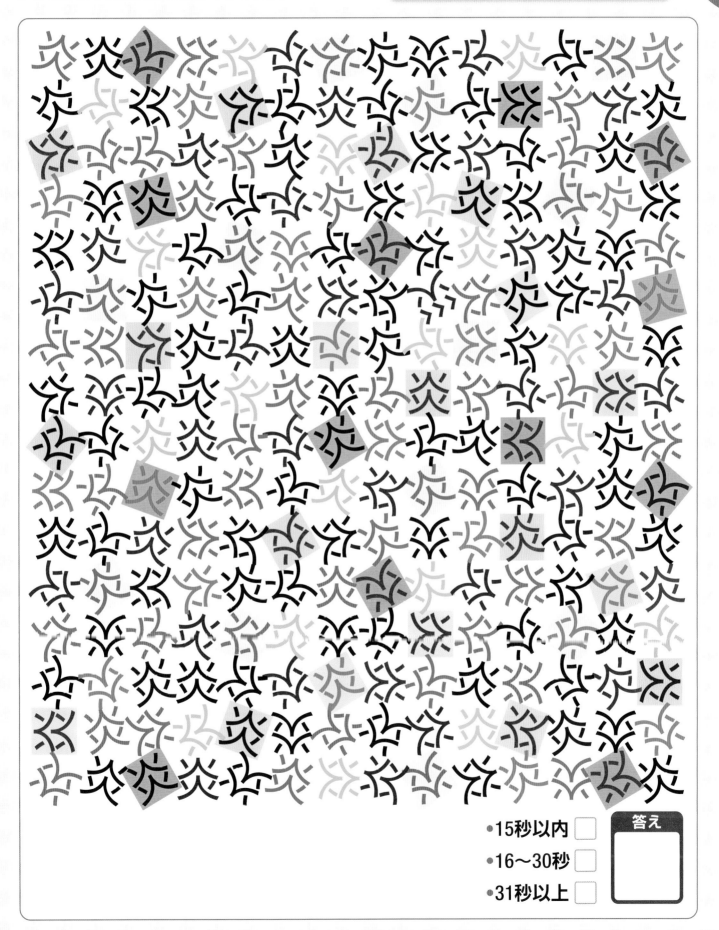

- 15秒以内 □
- 16〜30秒 □
- 31秒以上 □

答え

チャレンジ 49

1字だけ異なる漢字を見つけて答えに書き入れてください。時計やストップウォッチを用意しておき、答えの漢字が見つかるまでに何秒かかったかを3段階でチェックしてあなたの脳力判定を確かめましょう。

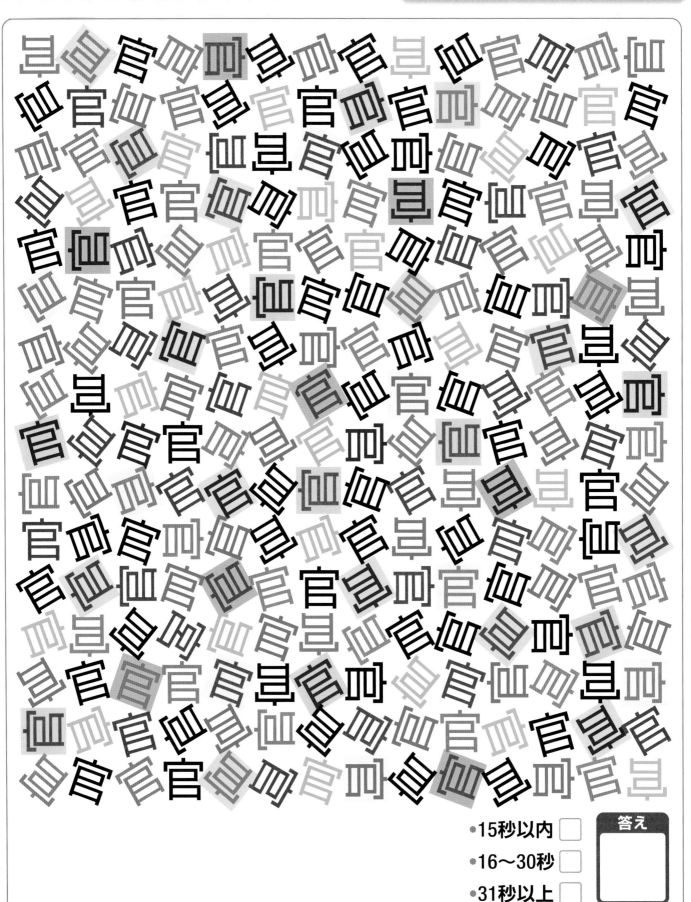

- 15秒以内 ☐
- 16〜30秒 ☐
- 31秒以上 ☐

答え
☐

解答 呂　解答の漢字の位置については71ページをご覧ください。

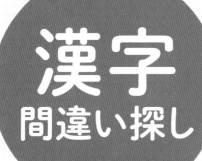

レベル4

チャレンジ 50〜61

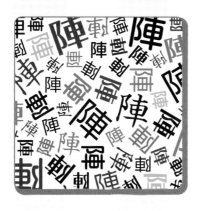 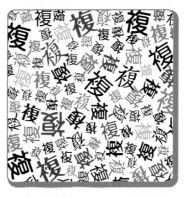

最高難易度レベル4では漢字の大きさ、書体も色も並び方も異なっており、視覚的にかなり判別しにくくなっています。①1ページ2分割して配置された漢字の中から異なる漢字1字を探す問題、②1ページ1問の大きさで配置された漢字の中から異なる漢字1字を探す問題の2タイプの問題にチャレンジしてください。レベル4では異なる漢字を見つける最短の目標時間を15秒以内、25秒以内と長めに設定しています。集中力・注意力・識別力・直感力のすべてを総動員してできるだけ早く答えを見つけるように頑張りましょう。

スタート ⅱ ➡

チャレンジ50

各問、1字だけ異なる漢字を見つけて答えに書き入れてください。時計やストップウォッチを用意しておき、答えの漢字が見つかるまでに何秒かかったかを3段階でチェックしてあなたの脳力判定を確かめましょう。

脳 力 判 定
15秒以内……**150点** 超優秀
16〜30秒……**100点** 優秀
31秒以上……**80点** 合格

①

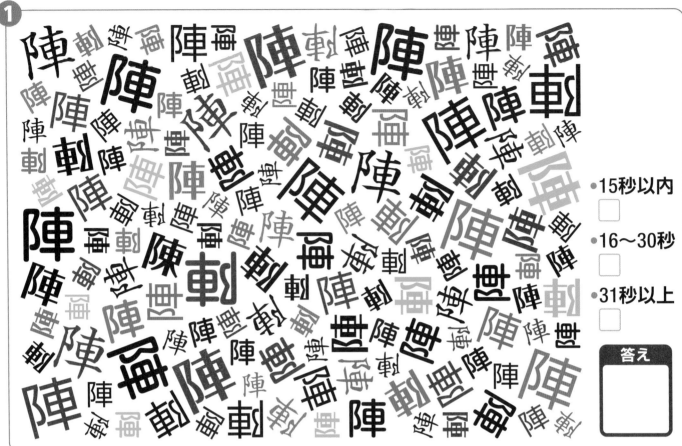

- 15秒以内 ☐
- 16〜30秒 ☐
- 31秒以上 ☐

答え ☐

②

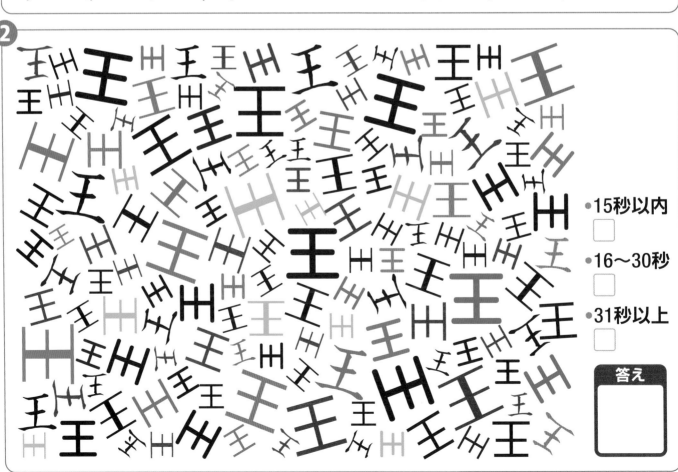

- 15秒以内 ☐
- 16〜30秒 ☐
- 31秒以上 ☐

答え ☐

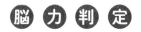
チャレンジ51

各問、1字だけ異なる漢字を見つけて答えに書き入れてください。時計やストップウォッチを用意しておき、答えの漢字が見つかるまでに何秒かかったかを3段階でチェックしてあなたの脳力判定を確かめましょう。

①

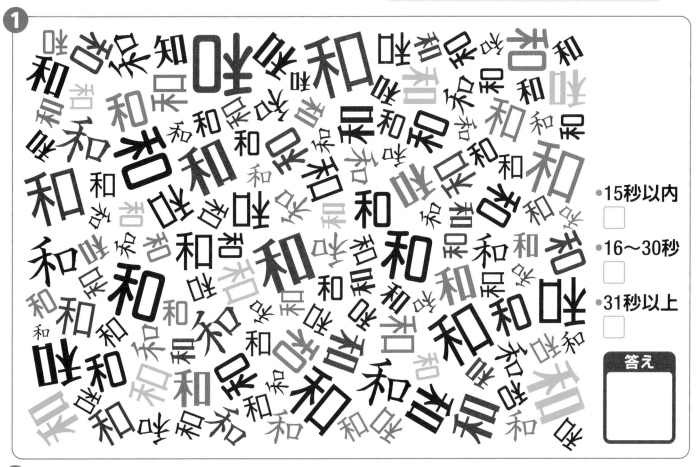

- 15秒以内
- 16〜30秒
- 31秒以上

答え

②

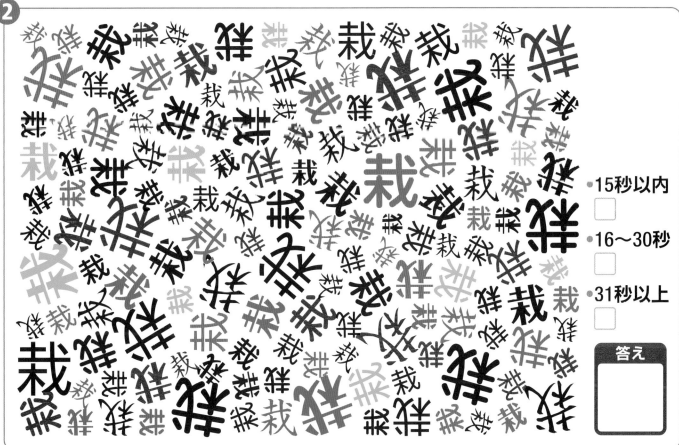

- 15秒以内
- 16〜30秒
- 31秒以上

答え

チャレンジ 52

各問、1字だけ異なる漢字を見つけて答えに書き入れてください。時計やストップウォッチを用意しておき、答えの漢字が見つかるまでに何秒かかったかを3段階でチェックしてあなたの脳力判定を確かめましょう。

①

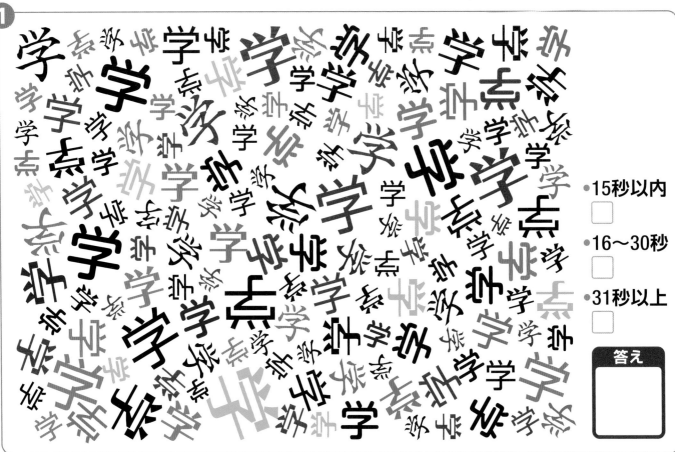

- •15秒以内 ☐
- •16〜30秒 ☐
- •31秒以上 ☐

答え

②

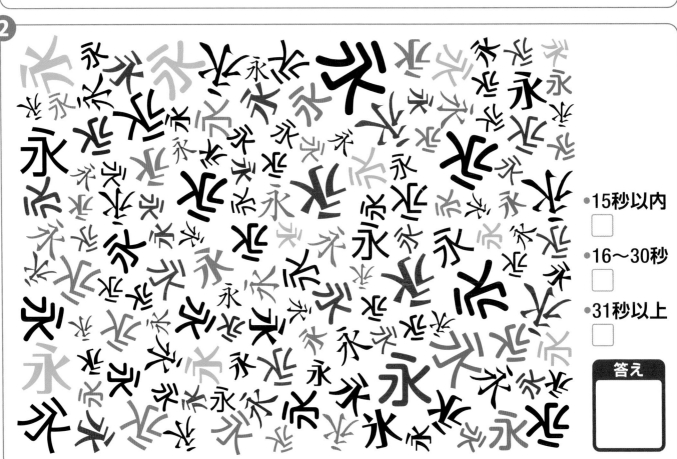

- •15秒以内 ☐
- •16〜30秒 ☐
- •31秒以上 ☐

答え

解答 ❷氷 ❶古　解答の漢字の位置については71㌻をご覧ください。

チャレンジ 53

各問、1字だけ異なる漢字を見つけて答えに書き入れてください。時計やストップウォッチを用意しておき、答えの漢字が見つかるまでに何秒かかったかを3段階でチェックしてあなたの脳力判定を確かめましょう。

①

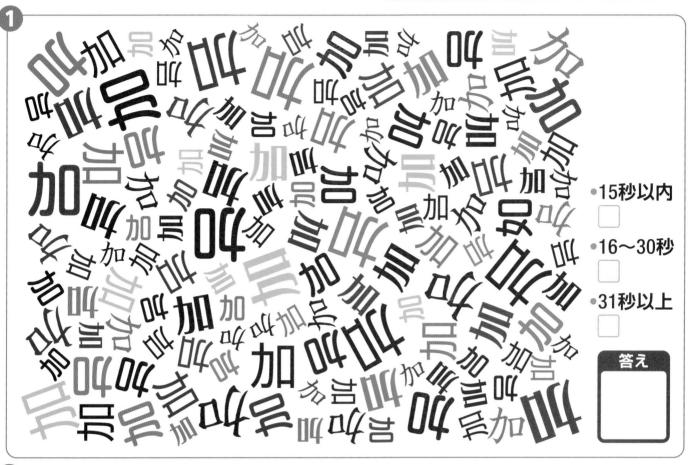

- ●15秒以内
- ●16〜30秒
- ●31秒以上

答え

②

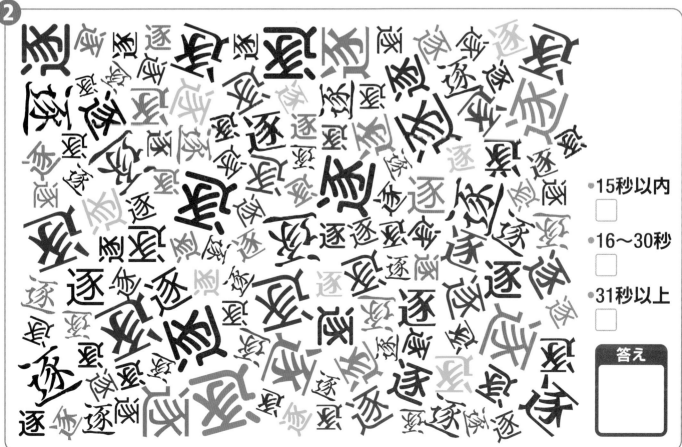

- ●15秒以内
- ●16〜30秒
- ●31秒以上

答え

チャレンジ 54

各問、1字だけ異なる漢字を見つけて答えに書き入れてください。時計やストップウォッチを用意しておき、答えの漢字が見つかるまでに何秒かかったかを3段階でチェックしてあなたの脳力判定を確かめましょう。

脳 力 判 定

15秒以内 ……**150**点 超優秀
16〜30秒 ……**100**点 優秀
31秒以上 ……**80**点 合格

①

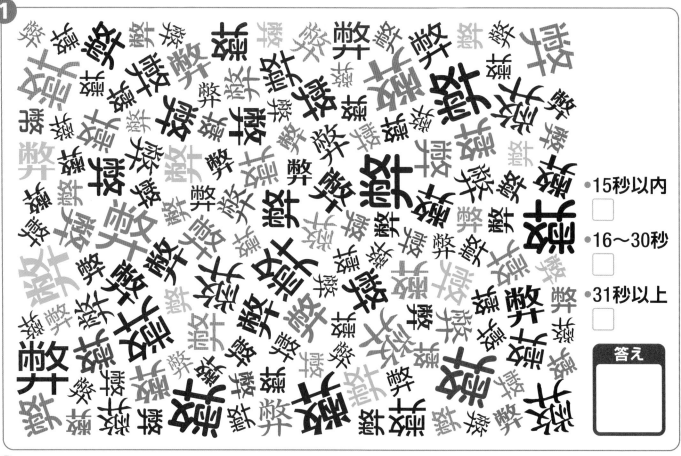

•15秒以内
□
•16〜30秒
□
•31秒以上
□

答え

②

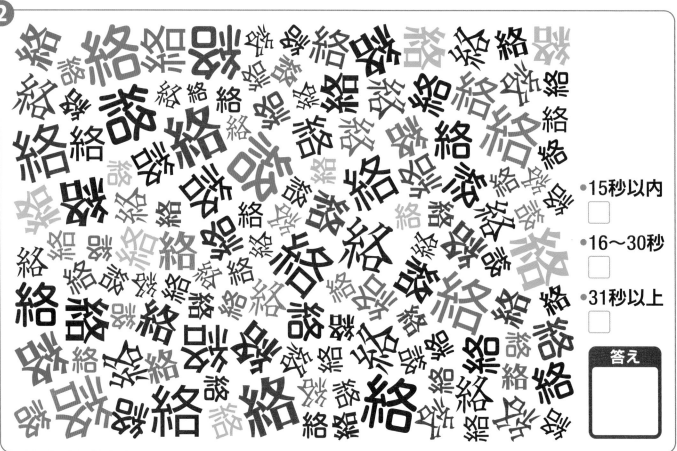

•15秒以内
□
•16〜30秒
□
•31秒以上
□

答え

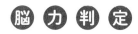
チャレンジ 55

各問、1字だけ異なる漢字を見つけて答えに書き入れてください。時計やストップウォッチを用意しておき、答えの漢字が見つかるまでに何秒かかったかを3段階でチェックしてあなたの脳力判定を確かめましょう。

脳 力 判 定
15秒以内 …… **150**点 超優秀
16〜30秒 …… **100**点 優秀
31秒以上 …… **80**点 合格

①

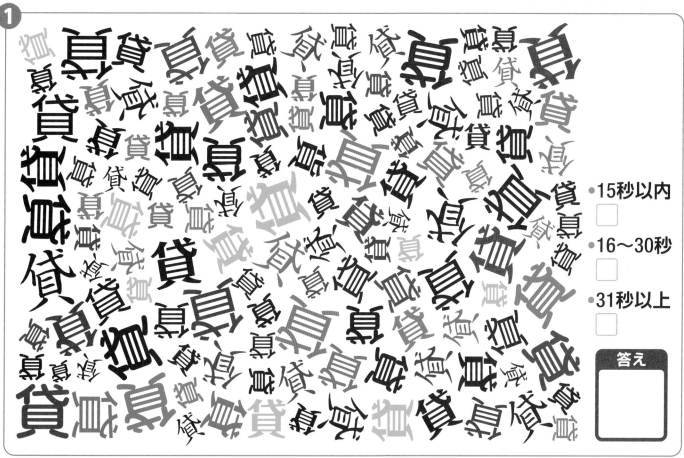

• 15秒以内
□

• 16〜30秒
□

• 31秒以上
□

答え

②

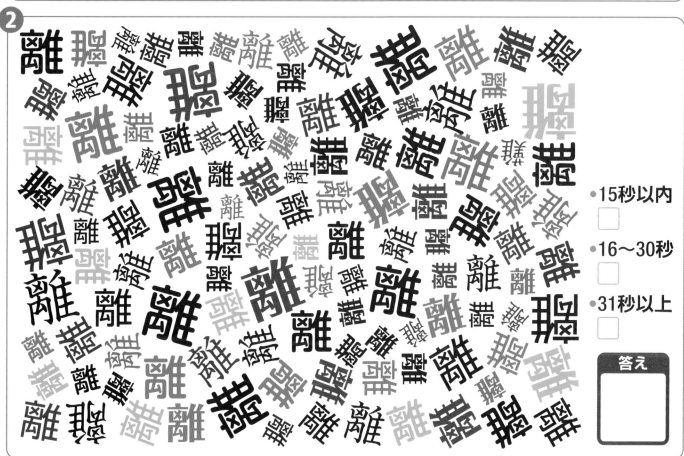

• 15秒以内
□

• 16〜30秒
□

• 31秒以上
□

答え

チャレンジ56

1字だけ異なる漢字を見つけて答えに書き入れてください。時計やストップウォッチを用意しておき、答えの漢字が見つかるまでに何秒かかったかを3段階でチェックしてあなたの脳力判定を確かめましょう。

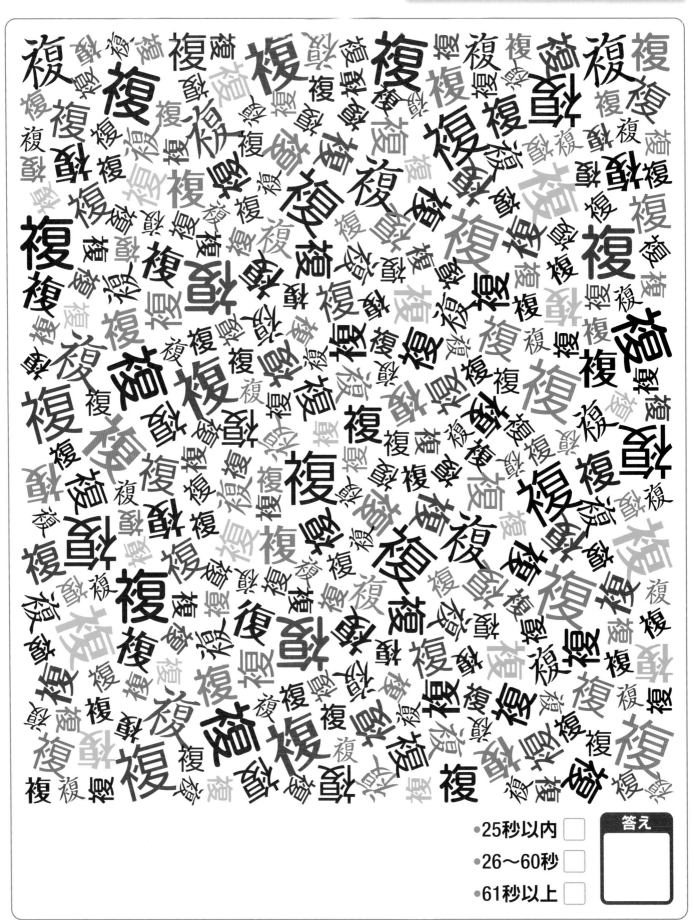

- 25秒以内 ☐
- 26〜60秒 ☐
- 61秒以上 ☐

答え
☐

チャレンジ57

1字だけ異なる漢字を見つけて答えに書き入れてください。時計やストップウォッチを用意しておき、答えの漢字が見つかるまでに何秒かかったかを3段階でチェックしてあなたの脳力判定を確かめましょう。

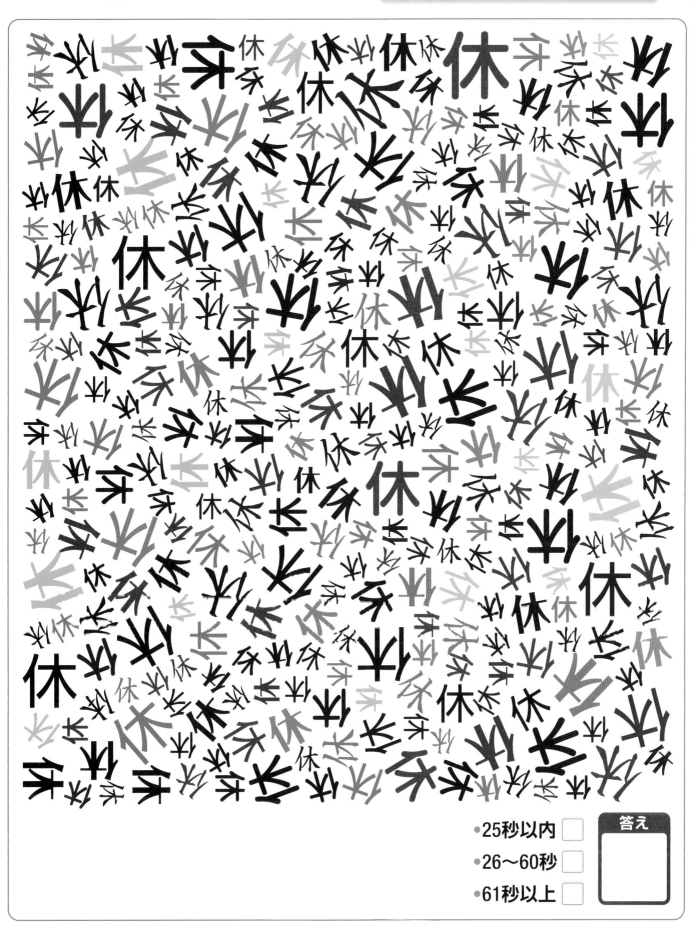

- 25秒以内 ☐
- 26〜60秒 ☐
- 61秒以上 ☐

答え
☐

チャレンジ58

1字だけ異なる漢字を見つけて答えに書き入れてください。時計やストップウォッチを用意しておき、答えの漢字が見つかるまでに何秒かかったかを3段階でチェックしてあなたの脳力判定を確かめましょう。

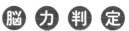

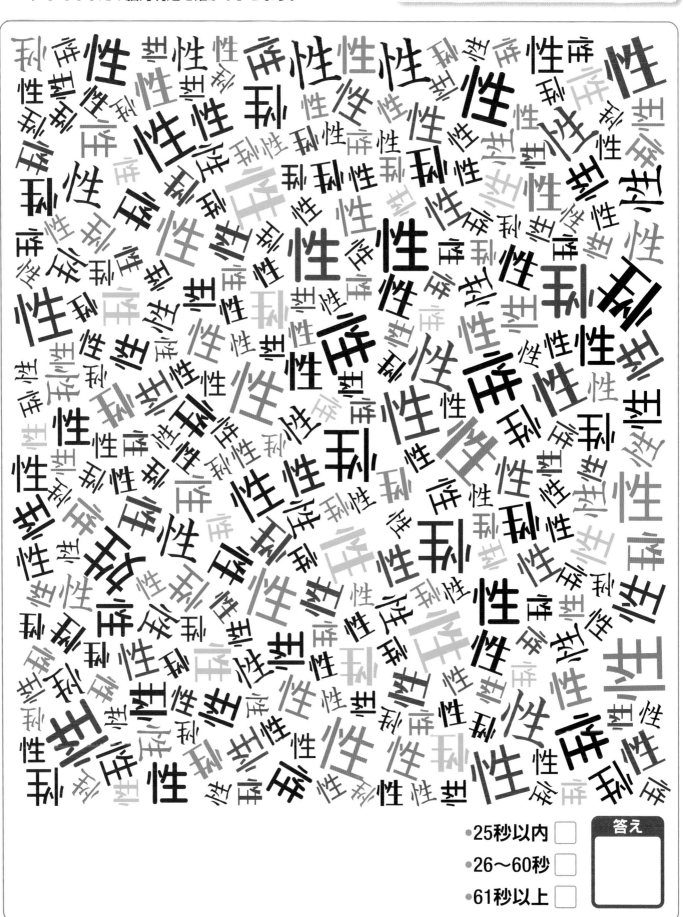

- 25秒以内 ☐
- 26〜60秒 ☐
- 61秒以上 ☐

答え

解答 科　解答の漢字の位置については72ジ゙ーをご覧ください。

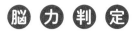

チャレンジ59

1字だけ異なる漢字を見つけて答えに書き入れてください。時計やストップウォッチを用意しておき、答えの漢字が見つかるまでに何秒かかったかを3段階でチェックしてあなたの脳力判定を確かめましょう。

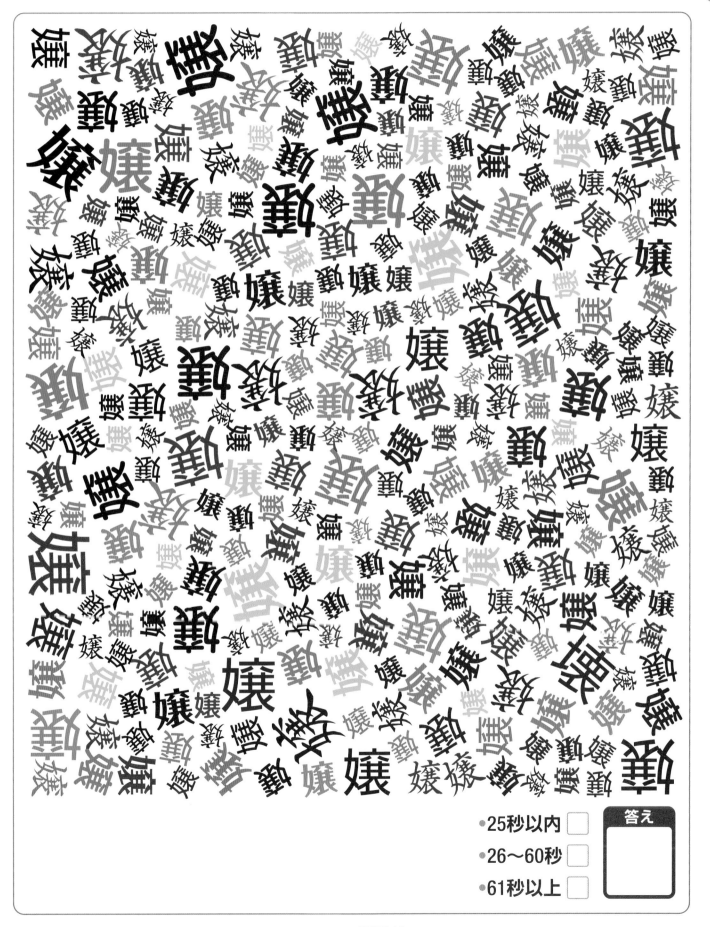

- 25秒以内 ☐
- 26〜60秒 ☐
- 61秒以上 ☐

答え

チャレンジ⑥⓪

1字だけ異なる漢字を見つけて答えに書き入れてください。時計やストップウォッチを用意しておき、答えの漢字が見つかるまでに何秒かかったかを3段階でチェックしてあなたの脳力判定を確かめましょう。

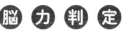
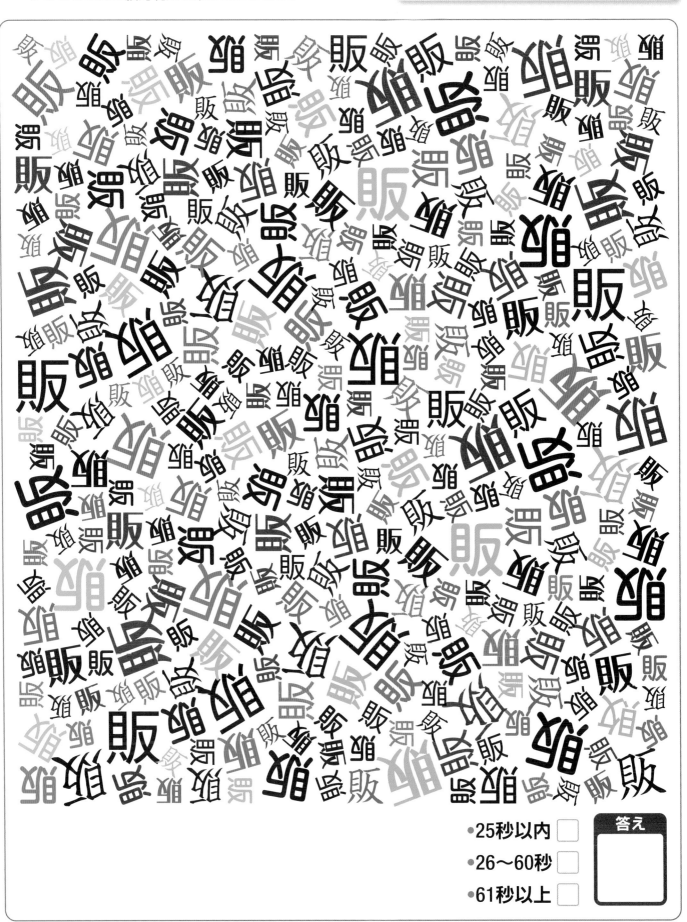

•25秒以内 ☐

•26〜60秒 ☐

•61秒以上 ☐

答え

1字だけ異なる漢字を見つけて答えに書き入れてください。時計やストップウォッチを用意しておき、答えの漢字が見つかるまでに何秒かかったかを3段階でチェックしてあなたの脳力判定を確かめましょう。

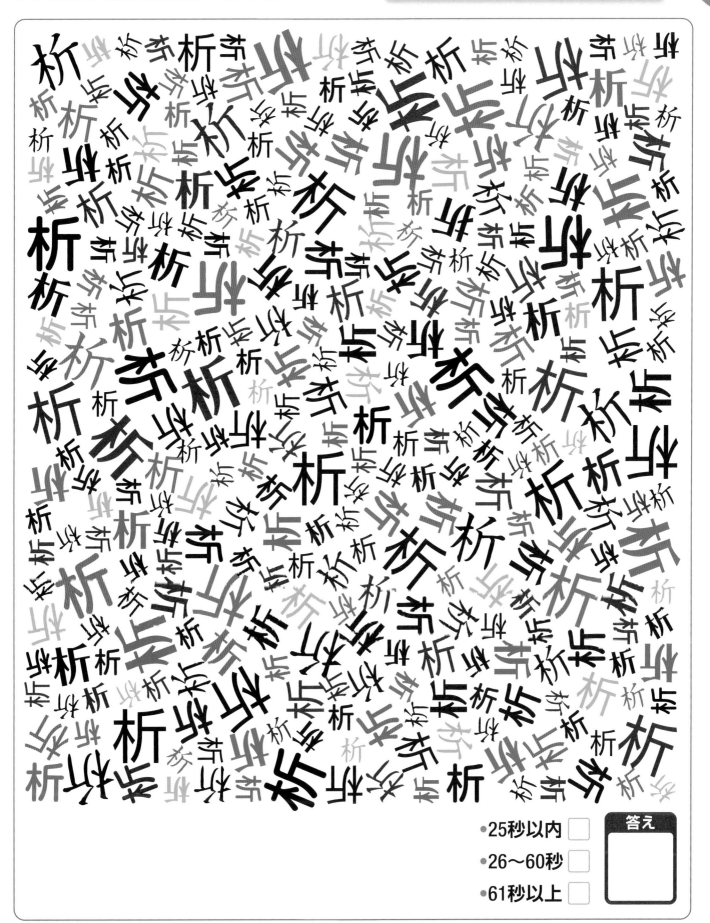

●25秒以内 □
●26〜60秒 □
●61秒以上 □

答え

解答の漢字の位置

レベル2（一部）・レベル3（一部）・レベル4の問題を解答図（○の部分）で掲載しています。

チャレンジ30

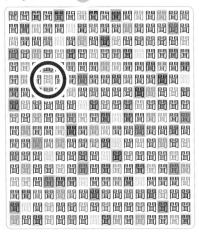

チャレンジ31

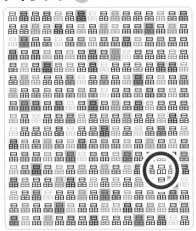

チャレンジ32

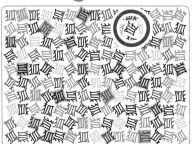

チャレンジ33

孝孝孝孝孝孝孝孝孝孝孝孝孝孝孝（格子状の漢字パズル）

チャレンジ34

終終終終終終終終終終終終終終（格子状の漢字パズル）

チャレンジ40 ①

（漢字「普」のパズル）

チャレンジ40 ②

（漢字「貫」のパズル）

チャレンジ41 ①

（漢字「狐」のパズル）

チャレンジ41 ②

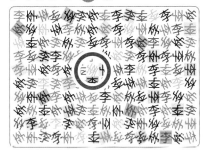

チャレンジ42 ①

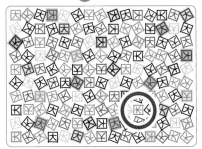

チャレンジ42 ②

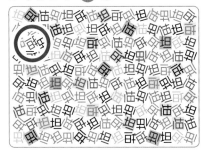

チャレンジ43 ①

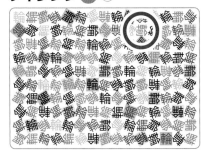

チャレンジ43 ②

（漢字「枝」のパズル）

チャレンジ44 ①

（漢字「域」のパズル）

チャレンジ㊹②

チャレンジ㊺

チャレンジ㊻

チャレンジ㊼

チャレンジ㊽

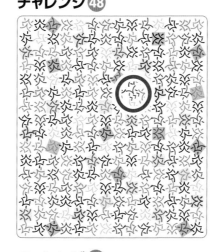

チャレンジ㊾

チャレンジ㊿①

チャレンジ㊿②

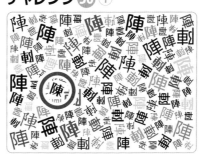

チャレンジ51①

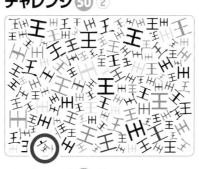

チャレンジ51②

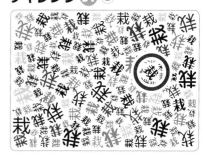

チャレンジ52①

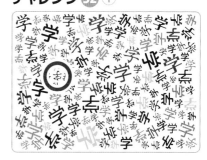

チャレンジ52②

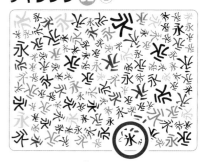

チャレンジ53①

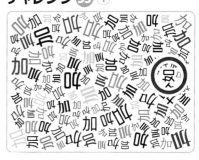

チャレンジ53②

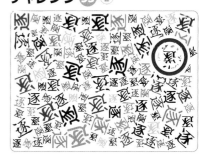

チャレンジ54①

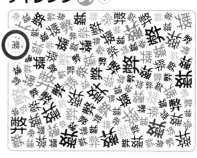

チャレンジ❺❹②

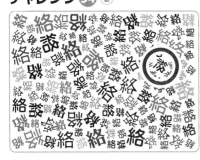

チャレンジ❺❺①

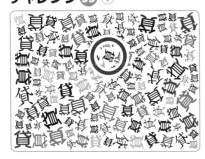

チャレンジ❺❺②

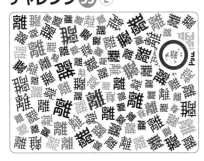

チャレンジ❺❻

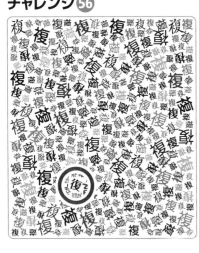

チャレンジ❺❼

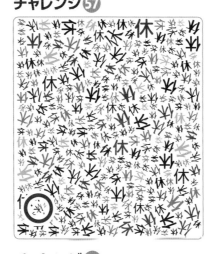

チャレンジ❺❽

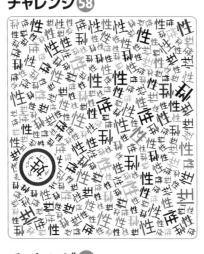

チャレンジ❺❾

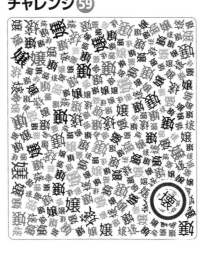

チャレンジ❻⓪

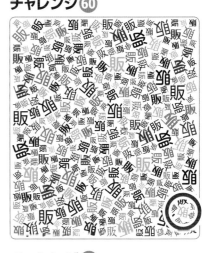

チャレンジ❻❶

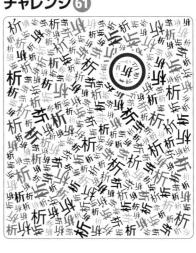

毎日脳活スペシャル
7秒超集中 漢字間違い探し❶

2023年2月14日　第1刷発行

監修　古賀良彦（杏林大学名誉教授・医学博士）
編集人　石井弘行
編集　株式会社わかさ出版／原 涼夏
装丁　下村成子
本文デザイン・問題制作　カラーズ

発行人　山本周嗣
発行所　株式会社 文響社
〒105-0001
東京都港区虎ノ門2丁目2-5 共同通信会館9階
ホームページ　https://bunkyosha.com
お問い合わせ　info@bunkyosha.com
印刷　株式会社 光邦
製本　古宮製本株式会社

©文響社 2023 Printed in Japan
ISBN 978-4-86651-600-4